LE MAL

MÉDECINS

LE MAL

QU'ON A DIT DES

MÉDECINS

PREMIÈRE SÉRIE

AUTEURS GRECS & LATINS

PAR

Le Docteur G.-J. WITKOWSKI

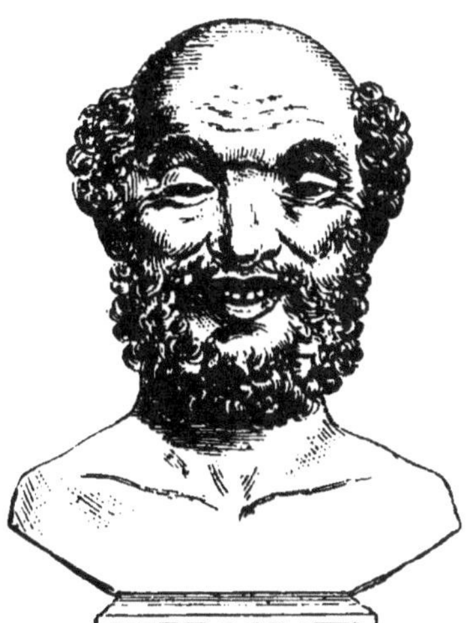

PARIS

C. MARPON ET E. FLAMMARION, ÉDITEURS

1 à 7, Galerie de l'Odéon, & rue Racine, 26

1884

AVERTISSEMENT

J'offre à mes contemporains *le Mal qu'on a dit des médecins.*

A vous, gens en santé, qui, jusqu'à la prochaine colique, vous déclarez prêts à faire de nos ordonnances l'usage rabelaisien que vous savez.

A vous, gens que la médecine a guéris, mais qui avez gardé un souvenir amer de quelque drogue ou de quelque note, toutes deux dures à avaler.

**

Je vous offre, dignes émules d'Argan, qui nous avez suppliés ou nous supplieront de vous médicamenter, de quoi satisfaire votre malignité ; je vous offre de quoi renouveler votre provision de plaisanteries anti-hippocratiques.

Pour vous, nous avons colligé avec soin les sarcasmes les plus mordants, les accusations les plus injustes, les calomnies les plus noires, les invectives les plus violentes que contiennent, à l'adresse de la gent qui saigne et purge, ces vastes sottisiers qu'on appelle des bibliothèques.

Il y a bien encore de par le monde quelques cerveaux étroits qui, même en dehors des temps de choléra, croient bonnement que pour être docteur on n'est pas nécessairement un âne ou un charlatan. A l'usage de ces esprits candides, nous avions rassemblé nombre de documents élogieux, dont nous voulions faire une contre-partie

intitulée *le Bien qu'on a dit des médecins*.
Mais nous avons songé que ces naïfs étaient
rares et que les malins, ou se croyant tels,
étaient légion. Nous avons donc, sans
rémission, jeté au feu cette partie du livre.

D'ailleurs, l'auteur confesse qu'étant
homme, il s'amuse plus à dire et imprimer
du mal de ses semblables, qu'à en dire et
imprimer du bien.

Après cet aveu fait en toute franchise, il
annonce à ses lecteurs qu'en dépouillant
ses textes, il a trouvé et réuni la matière de
cinq volumes et, malgré ses longues et
pénibles recherches, son œuvre présente
encore de nombreuses lacunes.

Sans respect pour Hippocrate, les Grecs
se sont parfois permis de malmener les disciples du divin vieillard; en cela, comme en
tout, Latins, Français, plaisants de toute
race et de toute langue, les ont imités.
Parmi les railleurs, il y eut des gens d'esprit;

il y eut aussi des imbéciles. Nos volumes contiennent donc le mal que gens d'esprit et imbéciles ont dit de la médecine et des médecins, depuis l'antiquité jusqu'aux temps modernes. La première série se compose des extraits tirés des auteurs Grecs et Latins; dans la seconde, nous passerons en revue les littérateurs Français jusqu'à Molière; la troisième série comprendra les citations des écrivains Français depuis Molière jusqu'à nos jours; puis viendront les Étrangers; enfin, nous réunirons dans un dernier recueil — *Les médecins ridiculisés par eux-mêmes* — les aménités adressées par certains faux frères — les Cornelius Agrippa, les Lamettrie et autres — à leur art et à ceux qui l'exercent. Quant aux auteurs tels que Rabelais, Swift, Schiller, Manzolli, qui n'ont porté que peu de temps le bonnet de docteur et sont surtout connus par des œuvres étrangères à la médecine, nous les citerons à côté des littérateurs de leur époque et de leur nationalité.

Ce travail de compilation a déjà tenté des plumes plus autorisées que la nôtre; mais, prenant trop à la lettre le précepte de Boileau :

Qui ne sut se borner ne sut jamais écrire,

elles se sont arrêtées à des esquisses rapides et n'ont fait qu'effleurer un sujet que nous avons creusé et où nous avons trouvé une mine des plus fécondes. Au XVIIe siècle, le médecin Jules Bernier a consacré un chapitre entier de ses *Essais de médecine* aux *Ennemis de la médecine*, c'est l'étude la plus importante qui ait été faite sur la matière. Depuis, le sujet a souvent été exploité par les irréguliers de la médecine, les guérisseurs *extrâ cathedrâ*, pour faciliter l'écoulement de leur panacée universelle. Ainsi l'inventeur de la *médecine Leroy* publie, en

1820, le *Charlatanisme démasqué* et reproduit plusieurs traits satiriques surannés, sous prétexte de donner *l'opinion des savants, anciens et modernes, sur l'art médical;* en 1857, un fougueux adepte de l'homœopathie, le docteur Auguste Guyard, fait paraître son *Guide des gens du monde dans le choix d'une médecine,* où il relève un certain nombre de contradictions de nos maîtres, sous la rubrique : *La médecine jugée par les médecins;* quelques années après, l'officier de santé Raspail frappait à coups redoublés sur le dos des illustrations médicales, dans son introduction de l'*Histoire naturelle de la santé et de la maladie;* un autre fameux réformateur de l'art traditionnel, un empirique de la plus belle eau, le zouave Jacob, eut l'audace de publier, en 1877, une virulente diatribe intitulée : *Le Charlatanisme de la médecine, son ignorance et ses dangers dévoilés par le zouave Jacob, appuyés sur les assertions des célébrités médicales et scientifiques*. Dans un but plus honnête et exclusivement littéraire, le docteur Henri Napias fit, en 1880, sous un titre semblable au nôtre, une conférence fort spirituelle à la loge maçonnique *le Progrès*.

Cette courte nomenclature montre assez que des gens du métier ont seuls essayé de collectionner et de mettre au jour les méchancetés auxquelles leurs pairs furent si souvent en butte : tant il est vrai que l'on n'est jamais trahi que par les siens.

PRÉFACE

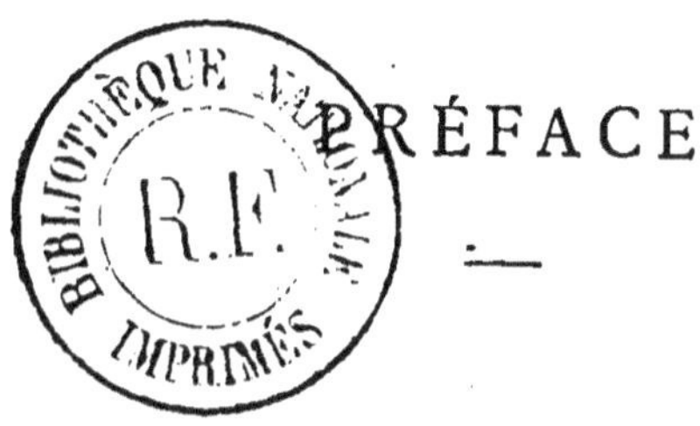

A vous, mes chers Confrères, je dédie ce livre.

Dieu merci, nous pouvons à notre aise rire de qui rit de nous. Si nos malades vont mal quelquefois, en revanche la médecine se porte toujours assez bien. Que l'humanité nous raille, l'humanité n'en sera pas moins pendue à nos sonnettes de jour et de nuit.

Cette pauvre humanité! Et qui donc, sans nous, l'aiderait à emménager ici-bas? Qui donc l'aiderait à prolonger son bail?

Honora medicum propter necessitatem, a dit l'Écriture. Et de fait, n'aurions-nous pas été bien nécessaires au bonhomme Job? Sur son fumier, quels beaux versets il eût composés en l'honneur du spécialiste qui l'aurait délivré de son psoriasis crustata, ce présent singulier de Jéhovah.

Les Romains, qui pourtant n'étaient point des sots, se conduisirent un jour comme de francs étourdis. Ils écoutèrent les objurgations de Caton, dit le Censeur, vieillard désagréable, qui soignait ses gens par des formules magiques dignes d'un sorcier lapon : « Ne voyez-vous pas, rabâchait le vieux radoteur, ne voyez-vous pas que ces médecins vous sont envoyés par les Grecs pour détruire la République! » On le crut et l'on chassa les médecins. Énergie toute romaine! Patriotisme des vieux âges! Quelque temps après, le nombre avait doublé à Rome; ils y étaient attirés par Jules César qui leur octroya

I

libéralement le droit de bourgeoisie. Plus tard, les contemporains d'Auguste élevèrent une statue d'airain, à côté de celle d'Esculape, au médecin de l'empereur, à Antonius Musa, et lu accordèrent le privilège de porter l'anneau d'or.

Certes il sera toujours vrai, cet apologue du baron de Reiffenberg :

> « *Des Diafoirus, des Purgons,*
> « *Sifflez, sifflez, amis, la ridicule engeance*
> « *Il n'est pas assez de lardons*
> « *Pour châtier leur ignorance,*
> « *Et Molière envers eux montra trop d'indulgence.* »

> *Le teint frais et vermeil et l'estomac dispos,*
> *Mon voisin répétait tous les malins propos*
> *Dont on poursuit la gent hippocratique.*
>   *Mais, dans sa verve satiriqne,*
> *Il sent les traits aigus d'une affreuse colique.*
> *Aussitôt d'implorer le même medecin*
> *Que tout à l'heure encor il traitait d'assassin.*
> « *— Docteur, mon bon docteur, ah! sauvez-moi la vie,*
> « *Tous mes biens sont à vous, je vous le certifie,*
> « *Si pour un jour ou deux vous éloignez la mort.* »

> *C'est au moment fatal que j'attends l'esprit fort.*

Raillez donc, calomniez à votre aise le médecin, cela ne l'empêchera pas, à l'occasion, de remplir avec zèle sa noble mission qui est de guérir quelquefois, de soulager souvent et de consoler toujours... des ingrats ou des indifférents

AUTEURS GRECS

ÉSOPE (VIIIe siècle av. J.-C.)

Fables

LA VIEILLE ET LE MÉDECIN

Une vieille avait mal aux yeux; elle fait appeler le médecin. Prix convenu, celui-ci se rend à domicile. Il frotte d'onguent les yeux malades, et, à chaque visite, pendant que la vieille reste sans voir, enlève les ustensiles de ménage l'un après l'autre. Le tout parti et la malade guérie, il demande son salaire. La vieille refuse; le médecin la traîne devant le magistrat : « J'avais bien promis, dit la vieille, de le payer s'il me guérissait la vue; mais mon mal n'a fait qu'empirer; auparavant, je voyais mon mobilier; aujourd'hui, cela m'est impossible. »

C'est ainsi que les malhonnêtes gens, par leur avidité, amassent, sans s'en douter, des preuves contre eux-mêmes.

—

LE MALADE ET LE MÉDECIN (1)

Aesope, aucteur de tresrare excellence, et duquel peu de gents descouvrent toutes les grâces, est plaisant à nous représenter cette auctorité tyrannique qu'ils usurpent sur ces pauvres âmes affoiblies et abattues par le mal et la crainte ; car il conte qu'un malade estant interrogé par son médecin quelle opération il sentoit des médicaments qu'il luy avoit donnez : « J'ay fort sué », respondict-il. « Cela est bon ! » dict le médecin. Une aultre fois il luy demanda encores comme il s'estoit porté depuis : « J'ay eu un froid extrême, feit-il, et si ay fort tremblé. » « Cela est bon ! » suyvit le médecin. A la troisiesme fois, il luy demanda derechef comment il se portoit : « Je me sens, dict-il, enfler et bouffir comme d'hydropisie. » « Voylà qui va bien ! » adjousta le médecin. L'un de de ses domestiques venant, après, à s'enquerir à luy de son estat : « Certes, mon amy, respond il, à force de bien estre, je me meurs. »

(1) Montaigne, *Essais*, liv. II, chap. XXXVII.

LES DEUX MÉDECINS ET LE MALADE (1)

Un de ces médecins qui font tant de visites,
Au malade gisant, disait toujours : Tant mieux ;
Et le malade, fait à ce style ennuyeux,
Disait : Mes héritiers pensent comme vous dites.

Un malade rendait compte à deux médecins qui le visitaient, des différents symptômes de son mal. A chaque chose qu'il exposait, l'un des docteurs répondait toujours : Tant mieux ; et l'autre toujours : Tant pis. Le malade étant entendu, nos deux médecins opinèrent sur la maladie, et le sentiment de l'un fut tout opposé à celui de l'autre. L'embarras pour le moribond fut de choisir. Le choix était des plus difficiles. Les deux avis étaient soutenus de part et d'autre avec opiniâtreté, et ne manquaient pas de raisons, sinon solides, au moins très spécieuses, d'ailleurs bien énoncées. Parmi ces contrariétés, le malade suait et ne savait quel parti prendre. A la fin pourtant il prit au hasard, et s'en tint à l'avis du médecin. Tant pis ; puis il suivit exactement l'ordonnance du docteur, prit ses remèdes et mourut.

Les médecins tiraient deux avantages de sa mort : Tant pis disait qu'il l'avait bien prévu,

(1) Les deux fables qui suivent sont extraites d'un volume intitulé : *Les Fables d'Ésope, mises en français avec les quatrains de Benserade* (Rouen, an XII).

tandis que Tant mieux publiait qu'infaillible-
ment le malade serait sorti d'affaire, s'il n'eût
pas voulu se gouverner à sa tête.

Malades, profitez d'un avis salutaire :
Prétendez-vous guérir ? que Tant mieux, ni Tant pis
N'entrent jamais chez vous. C'est du sage Molière,
Qui bien les connaissait, que je tiens cet avis.

—

LE FOSSOYEUR ET LE MÉDECIN

C'est dommage d'un tel ; mais je me persuade
Qu'il ne pouvait guérir, tant il était malsain :
Voilà ce qu'à peu près un fort bon médecin
Disait au fossoyeur enterrant son malade.

Un fossoyeur enterrait son voisin. Comme il
achevait de combler la fosse, il aperçut le médecin qui avait traité le défunt pendant sa maladie.
« Je vous croyais si habile, lui dit-il, que je
m'étais imaginé que vous tireriez votre malade
d'affaire. — J'ai fait tout ce que j'ai pu pour
cela, répliqua le docteur ; mais cet homme était
malsain. — Et s'il ne l'avait pas été, repartit
le fossoyeur en secouant la tête, aurait-il eu
besoin de vous ? »

De tous nos charlatans excuse illégitime.
Le malade meurt-il, il était cacochyme.
La Nature l'a-t-elle, en dépit d'eux guéri,
Il serait, nous dit-on, sans nous déjà pourri.

* **

MIMNERMOS (VIIᵉ siècle)

—

... Ce sont propos de médecins qui, pour se faire valoir et s'assurer une excuse, font du mal le pire, du pire l'épouvantable.

STOBÉE, *Florigelium*, tit. CII.

* **

HÉRACLITE (VIᵉ siècle) (1)

—

SENTENCE

Si l'on en excepte les médecins, il n'y a rien de plus sot que les grammairiens (2).

—

LETTRE D'HÉRACLITE HYDROFIQUE 'A AMPHIDAMAS

Grande consultation de médecins, mon cher Amphidamas, et sans trop de retard; ils n'entendent rien ni à la médecine, ni à la

(1) Voir plus loin le récit de la mort de ce philosophe par Diogène Laerce.
(2) Athénée a reproduit cette sentence dans ses écrits.

nature. L'un voulait une chose, l'autre une autre; tous sont des ignorants. Mon corps était enflé comme une outre; ils n'ont rien fait que le détendre un peu en le touchant. Certains voulaient m'administrer un remède; j'ai refusé. Je leur ai demandé la cause de mon mal; ils ne m'ont pas répondu. Me traiter, eux, non pas; c'est moi qui les ai traités : « Et comment, leur ai-je dit, pourriez-vous être artistes sur la flûte, si vous vous laissez battre par quelqu'un qui n'est pas du métier? Je me traiterai moi-même; je ne consens à me fier à vous que si vous me dites par quel moyen on peut changer l'humidité en sécheresse.» Personne ne comprenant, ils se taisaient tous, doutant de leur propre science. Je compris bien que leurs autres malades avaient été guéris non par eux, mais bien par le hasard. C'est une impiété, Amphidamas, que de mentir en déclarant que l'on possède une science que l'on n'a pas, que de tuer des hommes sous prétexte d'art, que de diffamer ainsi et l'art et la nature. Se vanter de son ignorance, c'est une honte assurément; mais se vanter de posséder une science que l'on n'a pas est plus honteux encore. Et pourquoi se plaire ainsi au mensonge? Pour acquérir déloyalement de l'argent? Ils feraient mieux, s'ils mendiaient ouvertement. Peut-être aurait-on pitié d'eux. Maintenant on les maudit, comme des êtres dangereux, comme des menteurs... Parmi eux, pas un médecin, rien que des imposteurs, des charlatans qui vendent leurs sophismes à prix d'or. Le divin Héracléodore, mon ami, ils l'ont tué et se sont fait ensuite payer ; et ils n'ont pu me rendre compte de mon mal, me dire comment l'humidité se change en sécheresse...

*
* *

PINDARE (520-440) (1)

—

PYTHIQUES. — *Ode 3.*

... Mais l'appât du gain est un écueil pour le sage même. Séduit par une riche récompense (2), par l'attrait de l'or offert devant ses

(1) Ce poète mourut à quatre-vingt-six ans, un jour qu'il assistait aux exercices du gymnase. Il s'éteignit doucement, penché sur les genoux du jeune Théoxènes, son disciple. Chapelle avait oublié sans doute cette mort paisible, lorsqu'à la suite d'un repas copieux, fait en compagnie de Bachaumont, il répondait à sa servante, étonnée de les voir tous deux en larmes : « Hélas ! nous pleurons le fameux poète Pindare que d'ignorants médecins ont assassiné à la fleur de l'âge ! »

(2) Platon reproche à Pindare, dans sa *République,* d'accuser le fils d'Apollon de recevoir un salaire pour rendre la vie à un mort et de faire punir son avarice par Jupiter. Il est, en effet, plus logique d'admettre, avec la plupart des auteurs, que le roi de l'Olympe agit seulement à la sollicitation de Pluton, inquiet du préjudice porté à son empire par l'habileté d'Esculape. Le fait est que, depuis ce châtiment exemplaire, jamais aucun mé-

yeux, Esculape ressuscita un mortel (1) déjà expiré : soudain Jupiter lança sur eux ses traits enflammés, tous deux furent percés, et la foudre brûlante leur apporta la mort.

Mortel, apprends à te connaître : que tes désirs

decin ne s'est exposé à ressusciter les morts. Voici commen Sénecé raconte cette fiction dans ses *Travaux d'Apollon* :

> Pour complaire à Diane, il ranime Hippolyte ;
> Et forçant de fléchir l'inflexible destin,
> Des griffes de la mort il ravit son butin.
> Alors de l'Achéron le monarque barbare,
> D'un coup de son trident entr'ouvre le Ténare,
> Et sur un tourbillon de bitume et de poix,
> Pousse au ciel obscurci sa foudroyante voix.
> « Est-ce de ton aveu qu'on me fait cet outrage,
> Jupiter ? N'es-tu pas content de ton partage ?
> Et cet audacieux, superbe de son art,
> Vient-il me déclarer la guerre de ta part ?...
> Ah ! si je le croyais !... » La nature tremblante,
> A ce cri menaçant, frissonne d'épouvante ;
> Jupiter, d'un souris, rassérénant les airs :
> « Cesse de t'alarmer, dit-il, roi des enfers.
> Pour un qu'ôte Esculape à ton empire sombre,
> Bientôt ses successeurs t'en enverront sans nombre. »
> Mais pour calmer l'esprit de son frère irrité,
> Il lance un coup mortel au dieu de la santé.
> L'atteinte en est certaine, et la brûlante foudre
> Prend à sa longue barbe et le réduit en poudre.

La version de Virgile, tirée de l'Énéide, est moins malicieuse :

> L'art puissant de Péan le rendit à la vie.
> Jupiter, indigné que cet art criminel
> Osât aux lois du sort arracher un mortel,
> En plongea l'inventeur dans ce même Cocyte
> Dont le fils d'Apollon affranchit Hippolyte.

(1) Lucien veut que ce soit Tindare, d'autres disent Capanée ou Glaucus ; Virgile, comme nous venons de le voir, nomme Hippolyte.

soient d'un homme, qu'ils soient conformes à tes destins.

* *
*

ARISTOPHANE (Vᵉ siècle) (1)

—

PLUTUS. — *Comédie.*

BLEPSIDÈME. — Ne faut-il pas aller chercher un médecin ?

CHRÉMYLE. — Des médecins à Athènes ! Il n'y a pas d'art sans salaire (2).

BLEPSIDÈME. — Cherchons bien.

CHRÉMYLE. — Il n'en existe pas un seul.

BLEPSIDÈME. — Le fait est que je n'en connais pas.

CHRÉMYLE. — Mais j'ai bien réfléchi à la

(1) Les médecins furent plus d'une fois raillés dans la Comédie grecque. Antiphane, et après lui Philetœrus, semblent avoir représenté une sorte de Sganarelle dans leur *Esculape*. Le même Antiphane, Aristophon, Philémon, avaient composé des pièces intitulées : *Iatros* ou *le Médecin ;* et d'après un fragment de son *Médecin*, Théophile paraît avoir mis au théâtre quelque praticien semblable à celui que Cervantès attache à Sancho Pança, gouverneur de Barataria.

(2) A Athènes, les médecins ne recevaient qu'un très modique salaire ; aussi les plus habiles exerçaient-ils leur art dans d'autres cités.

chose, et le mieux est de faire coucher Plutus dans le temple d'Esculape (1).

. . . .

LA FEMME DE CHRÉMYLE. — Et le dieu ne venait pas.

CARION. — Il ne tarda guère, et quand il fut près de nous, oh! la bonne farce! mon ventre tout ballonné lança un pet des plus sonores.

LA FEMME. — Le dieu sans doute fit la grimace?

CARION. — Non, mais Iaso (2) qui l'accompagnait rougit un peu, et Panacée (3) se détourna en se bouchant le nez ; car mes pets ne sentent pas la rose.

LA FEMME. — Et le dieu?

CARION. — Il n'y fit pas la moindre attention.

LA FEMME. — C'est donc un dieu bien grossier?

CARION. — Je ne dis pas cela, mais il a l'habitude de déguster les excréments (4).

(1) Les malades étaient amenés dans le temple d'Esculape et y passaient la nuit; on croyait que le dieu les visitait sans être vu, à la faveur des ténèbres, et préparait leur retour à la santé.

(2) Iaso (de ἰᾶσθαι, guérir), fille d'Esculape, déesse de la guérison chez les Grecs.

(3) Panacée (de πᾶν, tout, et ἀκεῖσθαι, guérir), autre fille d'Esculape.

(4) Aristophane appelle Esculape *Mange-m...* σκατοφαγος. Le Scholiaste explique ainsi ce mot : « C'est, dit-il, que les médecins se font payer pour examiner les déjections du corps et

*
* *

PLATON (429-347)

—

LES LOIS. — *Dial. 9.*

... O insensé! tu ne soignes pas le malade, tu lui fais un cours, comme s'il avait besoin, non de guérir, mais de devenir lui-même médecin.

—

LA RÉPUBLIQUE. — *Liv.* III.

— Hérodicus (1) était maître de gymnase : devenu valétudinaire, il a fait de la médecine et de la gymnastique un mélange, qui servit à le

les urines; ou bien encore, c'est que le prince des médecins, Hippocrate, goûta aux excréments d'un malade pour savoir s'il guérirait ou non. » Cornelius Agrippa, dans l'*Incertitude et la vanité des sciences et des arts,* renchérit encore sur ce genre d'aménités : « Ordinairement, écrit-il, les médecins sont des gens infects, capables de porter la contagion. Oh! la vilaine race! Arrosés d'urine, parfumés d'excréments, toujours entre le pot de chambre et le bassin, ils sont, sans comparaison, plus sales, plus puants, plus repoussants que les sages-femmes mêmes, et c'est peu dire! » Puis il les appelle des *Scatomantes,* des *Tâte-m...*, des *Inspecteurs de la matière fécale,* et enfin des *Dévoreurs de m...*

(1) Hérodicus, de Sélivrée, eut pour disciple Hippocrate; mais celui-ci fut peu favorable à la méthode de son maître. Il dit « qu'en cherchant à surmonter la fatigue que cause la maladie par une autre maladie, il aggravait souvent l'état de ses malades, au lieu de les soulager. »

tourmenter surtout lui-même, et bien d'autres après lui.

— Comment donc?

— En lui ménageant une mort lente; car, comme sa maladie était mortelle, il la suivait pas à pas sans pouvoir la guérir, et négligeant tout le reste pour la soigner, dévoré d'inquiétudes pour peu qu'il s'écartât de son régime, de sorte qu'à force d'art il parvint jusqu'à la vieillesse dans une vraie agonie.

— Son art lui rendit là un beau service.

—

La plus grande marque d'une mauvaise police et d'un peuple déréglé, c'est de trouver parmi eux beaucoup de juges et beaucoup de médecins.

Imitation.

Quand je rencontre à chaque pas
Un suppôt de la médecine
(Disait le Scythe Arsecilas),
Sans tirer les sorts, je devine
Qu'il est là force gens malsains
Pour payer tant de médecins.

Sur ce pied-là je m'imagine
Que plus d'un grand vice domine
Parmi les peuples que je vois
Chargés d'un grand fatras de loix.

—

Platon disoit bien à propos qu'il n'appartenoit

qu'aux médecins de mentir en toute liberté,
puisque nostre salut despend de la vanité et de
la faulseté de leurs promesses.

MONTAIGNE, *Essais,* liv. II, chap. XXXVII.

—

Platon regardait la médecine comme aussi
préjudiciable aux particuliers qu'à la société.

Le Mercure, fév. 1772.

—

Socrate, au rapport de Platon, au 3e livre *De
regno* (1), félicite un peintre ignorant, sur ce qu'il
avait abandonné un art qui exposait ses fautes
aux yeux de la multitude, pour en embrasser un
qui mettait ses bévues à l'abri, en les couvrant
de cinq à six pieds de terre.

LEROY, *Le Charlatanisme démasqué.*

*
* *

ESCHINE (389-314)

—

A ESCULAPE

J'avais de l'art humain reconnu l'impuissance,
Et plaçant dans le ciel mon unique espérance,

(1) Le chapitre *De regno* n'existe pas dans les œuvres de
Platon. L'idée première de ce trait nous parait appartenir en
propre à Nicoclès (voir page 16). Pétrarque, dans ses *Invec-
ives,* l'attribue aussi à Socrate.

D'Athènes j'ai quitté le séjour glorieux,
Esculape, et gagnant de ton bois (1) la retraite,
En trois mois j'ai guéri d'un abcès dangereux,
Dont depuis plus d'un an je souffrais à la tête.

*
* *

NICOCLÈS (IVe siècle)

—

A VALERIUS MAXIMUS

... Les médecins ont le bonheur que le soleil éclaire leurs succès et la terre cache leurs fautes (2).　　　STOBÉE, *Éclog. serm.*, CCXLVI.

Imitation.

Entre les professions sûres,
Celle des médecins a de grands agréments :
Le soleil éclaire leurs cures,
La terre, pour jamais, couvre leurs accidents.

(1) C'était un hôpital vraiment privilégié, car il n'y mourait personne ; sans doute avait-on la précaution d'évincer tous ceux dont l'état paraissait désespéré. *Pausanias*, II, 26.

(2) Cette épigramme est analogue à celle que plusieurs auteurs mettent dans la bouche de Socrate (voir la note de la page 15). Elle a souvent été travestie ou reproduite depuis. Beaumarchais la répète dans le *Barbier de Séville*, acte II, scène XIII :

BARTHOLO

Un art dont le soleil s'honore d'éclairer les succès.

LE COMTE.

Et dont la terre s'empresse de couvrir les bévues.

*
* *

PHILÉMON (360-262)

—

LE SICILIEN. — *Comédie.*

... Il est facile aux hommes de donner des conseils, difficile de se conduire soi-même. Nous en avons un exemple dans les médecins : à leurs malades, ils ordonnent un régime sévère ; qu'eux-mêmes se mettent au lit, ils font tout ce qu'ils avaient défendu aux autres. C'est que le mal et le traitement du mal sont deux choses différentes.

—

FRAGMENTS D'UNE PIÈCE INCONNUE

... Regarde bien autour de toi : il n'y a pas un médecin qui souhaite la santé à ses amis, pas un soldat qui souhaite la paix à sa patrie.

—

... Le médecin et le juge ont le droit de donner la mort sans la recevoir (1).

STOBÉE, *Florigelium.*

---

(1) C'est le mot de la Mazarinade, *Catéchisme des courtisans de la cour de Mazarin,* 1649 :
— Qu'est-ce qu'un médecin ?
— Un honorable bourreau.

*
* *

PHILÉMON, le jeune.

—

— Quel est cet homme?
— Un médecin.
— Par Jupiter, un médecin est bien malade
quand tout le monde se porte bien (1).

*
* *

MÉNANDRE (342-290)

—

... A prendre un médecin bavard c'est une
maladie de plus que l'on gagne.

—

... Ce qui m'a achevé, c'est la consultation des
médecins que mon médecin a voulu s'adjoindre;
je succombe sous le nombre (2).

(1) Dans une comédie jouée à Venise vers la fin du
xvie siècle, la *Verita raminga*, se trouve une réminiscence de
ce passage : un apothicaire et un médecin se réjouissent de voir
ue les maux publics vont faire leur bien particulier.

(2) On raconte que l'empereur Adrien mourut d'un flux de
sang dans la Campanie, à l'âge de soixante-deux ans, en pro-
nonçant les mêmes paroles : « C'est le grand nombre des médecins qui m'a tué. » Aussi lui attribue-t-on souvent, à tort, la

Imitation.

Pourquoi vous étonner, Julie,
Qu'un peu de fièvre et de mélancolie
Ait pu mettre en cinq jours Amarante au tombeau ?
Avec ce pénétrant génie
Qui connoît le plus fin de la philosophie,
Pourquoi demeurer court dans un chemin si beau,
Et douter du sujet de ce malheur funeste ?
Cessez de vous en prendre aux innocens destins :
La cause en est trop manifeste,
Elle avoit quatre médecins.

BORDELON, *Diversitez curieuses, 1699.*

M. P... estant extrêmement malade et voyant autour de lui plusieurs médecins qu'il avoit fait appeller *pro forma*, afin de faire une consultation sur sa maladie, dit qu'il s'imaginoit estre un soldat qu'on alloit passer par les armes, et

paternité de cette épigramme. On peut la rapprocher de la réflexion d'un ancien qui, voyant plusieurs médecins assemblés en consultation autour d'un moribond, s'écria : « Que de vautours auprès d'un misérable cadavre. »

Casimir Delavigne, parodiant une apostrophe célèbre d'*Horace*, lance contre les médecins un trait analogue dans les *Comédiens*, acte I, scène II :

GRANVILLE.

La faculté du lieu le traita, Dieu sait comme ;
Ils étaient trois docteurs, et pourtant...

PEMBROCK.

Le pauvre homme !
Que vouliez-vous qu'il fit contre trois ?

GRANVILLE.

Qu'il mourût.

« ainsi, ajouta-t-il en s'adressant à celui qui sembloit estre le plus habile de ces médecins, monsieur, je vous prens pour mon parrain. »

BORDELON.

*
* *

ATHÉNÉE (IIIe siècle)

—

LE BANQUET DES SAVANTS (1)

… Par Minerve ! Ménécrate de Syracuse n'a pas eu cette jactance (2), lui qu'on avait surnommé Jupiter, et qui était si orgueilleux ; disant que par son art iatrique, il était l'arbitre de la vie des hommes. Il exigeait de ceux qu'il traitait de maladies regardées comme incurables (3), de s'engager par écrit à le servir, comme

(1) Traduction de Lefèvre de Villebrun.

(2) Athénée vient de parler de l'orgueil d'un cuisinier qu se vantait d'avoir trouvé le moyen de rendre immortel et de ressusciter les morts à la seule odeur de ses plats.

(3) Le texte dit *sacrées,* parce que les maladies rebelles à tous les moyens curatifs étaient regardées, dans l'antiquité, comme un mal dont on devait rapporter la cause à la divinité. L'épilepsie était au nombre des maladies sacrées, et elle était souvent simulée, comme de nos jours, pour exploiter la charité et la pitié des passants. Ménécrate avait sans doute affaire à de semblables imposteurs qui se jouaient habilement de son orgueil et savaient en tirer profit.

ses esclaves, lorsqu'ils seraient guéris, et réellement ces sujets ne le quittaient plus. Tel fut, entre autres, un Nicostrate d'Argos, qui l'accompagnait sous l'extérieur d'Hercule, dont il avait pris le nom après avoir été guéri. Ephippus en fait mention dans son *Peltaste :* « Mais Ménécrate disait ainsi qu'il était dieu ; et Nicostrate d'Argos, qu'il était un autre Hercule. »

Un autre de ces sujets guéris, prenait la chlamyde et le caducée de Mercure, un autre y ajoutait ses talonnières et les ailes de son chaperon, comme fit Nicagoras de Zélée, qui fut tyran de sa patrie, selon ce que dit Batton, dans ce qu'il raconte des tyrans d'Ephèse.

Hégésandre rapporte que Ménécrate, ayant guéri Astycréon, lui fit prendre le nom d'Apollon. Un autre, qu'il avait pareillement traité avec succès, prit l'habit d'Esculape, et l'accompagna partout. Quant à Ménécrate, il portait, sous le nom de Jupiter, une robe de pourpre, une couronne d'or sur la tête, le sceptre à la main, des crépides aux pieds, et allait partout avec son cortège de divinités. Il écrivit un jour à Philippe une lettre conçue en ces termes :

Ménécrate Jupiter, à Philippe, salut.

Tu es roi de Macédoine, et moi je le suis de la médecine. Tu peux faire périr les gens qui sont en santé, quand tu le veux ; et moi, sauver les malades, garantir de maladie, jusque dans l'extrême vieillesse, ceux qui se portent bien, s'ils suivent mes ordres. Si tu as donc des gens à ta solde pour garder ta personne et ta vie, j'ai, pour garder la mienne, tous ceux que j'aurai arrachés à la mort; car c'est moi, Jupiter, qui leur donne la vie.

Philippe répondit à ce fou par ces quelques mots :

Philippe à Ménécrate, santé (1).

Ménécrate écrivait presque dans les mêmes termes à Archidamus, roi de Lacédémone, et à d'autres dans l'occasion, n'omettant jamais son titre de *Jupiter*.

Philippe l'invita un jour à souper, lui et les dieux qui lui appartenaient. Il les fit placer sur le lit du milieu, dont les ornements, très élevés, étaient de la plus grande magnificence, et avaient l'appareil de la pompe la plus sacrée. On leur présenta par ses ordres une table où l'on avait placé un autel; les prémices de tous les fruits se trouvaient dessus, et lorsqu'on servait de toutes sortes d'aliments aux autres convives, les esclaves ne présentaient que l'odeur des parfums et des libations à Ménécrate et à sa suite. Enfin, le nouveau Jupiter, devenu la

---

(1) Élien raconte, dans ses *Histoires variées*, que ce prince ajouta : « Je te conseille de te rendre à Antycire », la patrie classique de l'ellébore, plante qui avait la réputation de guérir la folie.

risée de la compagnie avec ses *serviteurs dieux*, s'enfuit du repas, selon le rapport d'Hégésandre. Alexis rappelle aussi Ménécrate dans son *Minos*.

*
* *

HÉDYLE (IIIᵉ siècle) (1)

ÉPIGRAMME

Agis n'a point donné de clystère à Aristagore, et il ne lui a pas tâté le pouls; mais à peine est-il entré, qu'Aristagore est parti. L'aconit eut-il jamais une telle puissance? O vous qui fabriquez des bières, couvrez Agis de fleurs et de couronnes!

*
* *

STRATON (IIᵉ siècle)

ÉPIGRAMME

Le médecin Capiton a lavé les yeux de Chrysès avec son élixir. Il voyait une tour à huit stades de distance, à la distance d'une stade il voyait un homme, à douze coudées une caille; un

---

(1) Les citations d'Hédyle, de Straton, de Nicarque, de Macédonius, d'Agathias, de Callicter et de Lucille, sont tirées de l'*Anthologie grecque*, traduite par Fr. Jacobs.

pou, il l'eût aperçu à deux palmes. Et maintenant il ne voit pas une ville à un stade, à deux plèthres il ne distingue pas les feux d'un phare, il voit à peine un cheval à une palme, et au lieu de la caille qu'il voyait naguère, il ne peut plus voir même une autruche. S'il continue son remède, il n'apercevra plus même un éléphant debout devant lui.

*
* *

NICARQUE (IIe siècle)

—

ÉPIGRAMMES

Passant, que demandes-tu ? — Je te demande quels sont ceux qui sont ici, enterrés sous ces tombes. — Ce sont les malades de Zopyre, ceux qu'il a privés de la douce lumière, Damis, Aristote, Démétrius, Arcésilas, Sostrate et la suite jusqu'à Parétonium (1). Ayant pour caducée un bâton et des sandales pour talonnières, nouveau Mercure, il conduit aux enfers tous ceux qu'il soigne.

—

Le médecin a-t-il étouffé la vieille ou lui a-t-il donné un lavement ? Personne n'en sait rien. Mais la suite a été bien prompte, surnaturelle.

(1) Ville sur la limite occidentale de l'Égypte.

Le bruit d'un clystère était encore dans les oreilles qu'on plaçait une couronne sur le cercueil, et que la famille préparait le repas funèbre.

—

Phedon ne m'a administré ni lavements ni frictions ; mais, ayant la fièvre, je me suis rappelé son nom et me voilà mort.

Imitation.

Phœdon, dans un accès de fièvre assez légère,
Ne m'a rien ordonné, ni boisson, ni clystère ;
Ne m'a même pas vu. Mais qui peut fuir son sort ?
Le nom seul de Phœdon m'a frappé. Je suis mort.

POAN-SAINT-SIMON.

—

Soclès, ayant promis de redresser le bossu Diodore, plaça trois lourdes pierres carrées sur la bosse de son épine dorsale. Ecrasé sous leur poids, Diodore mourut, mais il était devenu plus droit qu'une règle.

L'ORTHOPÉDISTE (1)

Soclès à Diodore avait fait la promesse
De le débarrasser d'une bosse traîtresse.
Sur son échine donc il entasse à la fois
Trois blocs carrés d'une grosseur extrême.
Notre bossu périt écrasé sous le poids,
Mais plus droit qu'une règle même.

(1) Traduction de J.-D. Chopin.

Si tu as quelque ennemi, Denys, n'appelle pas sur lui la colère d'Isis (1), ni d'Harpocrate, ni d'une divinité qui prive de la vue, s'il en est quelqu'une ; mais c'est Simon qu'il faut invoquer, et tu sauras ce que peut un dieu, ce que peut Simon.

CONTRE LE MÉDECIN SIMON (2)

As-tu des ennemis ? N'invoque point contre eux
La colère d'Isis, d'Harpocrate, des dieux,
Qui, par la cécité, punissent une offense ;
Mais confie à Simon le soin de ta vengeance :
Du ciel ou de Simon tu sauras qui vaut mieux.

—

Dans une opération chirurgicale, Agélaüs a massacré Acestoride. « S'il eût vécu, dit-il, le malheureux était condamné à boiter ! »

L'HEUREUSE MORT (2)

Sous le scalpel d'un maître en chirurgie,
Un patient avait perdu la vie.
« Dieu soit loué ! dit-il ; le malheureux,
« S'il eût vécu, serait resté boiteux. »

—

Le médecin Alexis a visité cinq malades ; il leur a prescrit en même temps à tous les cinq

(1) Isis avait le pouvoir de frapper les hommes de cécité. Ovide, *de Ponto*, I, 51.

(2) Traduction de J.-D. Chopin.

un lavement, une médecine, une friction; et pour tous les cinq il n'y a eu qu'une nuit, qu'une ordonnance, qu'un fossoyeur, qu'un enterrement, qu'une tombe, qu'une lamentation.

—

Avant de te frotter les yeux avec ce collyre, malheureux Damostrate, dis adieu à la lumière sacrée du jour; car Dion ne manque pas son coup. Non-seulement il a privé de la vue Olympicus, mais même la statue qu'on lui avait élevée, il l'a privée de ses yeux étincelants (1).

—

L'astrologue Diophante annonça au médecin .Hermogène (2) qu'il n'avait plus que neuf mois à vivre; et celui-ci en riant : « Que parles-tu, lui dit-il, d'un délai de neuf mois? Fais-y bien attention : mes procédés sont plus expéditifs. » Il dit, et étendant la main, il ne fit que le toucher. Diophante, qui regardait l'autre comme perdu, expira seul dans des convulsions.

—

Puissant César, la fable nous apprend qu'autrefois Eurysthée envoya le grand Hercule chez le dieu des morts ; maintenant c'est moi qu'y a

(1) En les volant. Ces yeux étaient formés de pierres précieuses.

(2) Un des médecins de l'empereur Adrien.

dépêché le médecin Ménophane. Donc, qu'on ne dise plus le médecin Ménophane, mais le médecin Eurysthée.

—

Hier le médecin Marcus toucha la statue de Jupiter, et bien qu'étant de marbre, bien qu'étant Jupiter, aujourd'hui elle a été emportée, ainsi que les autres clients, ses malades.

Imitation.

Marcus heri medicus teligit lapidemque Iovemque :
Ipse hodie effertur Iupiter, iste lapis.

Vavasseur, liv. III, épig. lxxv.

Hier, Marc, le médecin, a touché Jupiter et la pierre ; c'est aujourd'hui le convoi de la pierre et de Jupiter.

*
* *

PLUTARQUE (50-120)

—

Les Vies des hommes illustres.

CATON LE CENSEUR. — XV. *Son opinion sur la Médecine.*

Mais Caton n'était pas seulement l'ennemi des philosophes grecs, il tenait aussi pour suspects ceux qui exerçaient la médecine; et comme il avait sans doute entendu parler de la réponse d'Hippocrate au roi de Perse, qui lui offrait plusieurs talents pour venir le traiter à sa cour, et à qui ce médecin fit dire qu'il n'irait jamais donner ses soins aux Barbares qui étaient les ennemis des Grecs, Caton disait que c'était là un serment commun à tous les médecins; et il avertissait son fils de les éviter tous également. Il avait composé, à ce qu'il dit lui-même, un ouvrage de médecine pour traiter les malades de sa maison, et leur prescrire un régime convenable (1). Il ne leur imposait jamais une diète

(1) Caton, qui critique avec si peu de modération les médecins de son temps, avait en effet la prétention de guérir toutes les maladies par des remèdes bizarres qu'il recommande avec le plus grand sérieux, dans son *Économie rurale*. Pline aussi veut mettre ses concitoyens en état de se passer de médecins, mais non de la médecine qu'il préconise. Nous verrons, plus tard, Montaigne et Mme de Sévigné tomber dans le même travers. Voici quelques-unes des recettes merveilleuses de Caton :

CLVI. *Remèdes préparés avec les choux.* — Caton, à l'exemple de plusieurs philosophes de l'antiquité, attribuait au chou, le plus indigeste des légumes, des propriétés apéritives de premier ordre :

« Si dans un repas vous désirez boire largement et manger avec appétit, mangez auparavant des choux confits dans du vinaigre, et autant que bon vous semblera; et de même après le repas, mangez-en cinq feuilles environ, vous serez comme si vous n'aviez ni bu ni mangé, et vous pourrez de nouveau boire à votre aise. » Il recommande ensuite le suc exprimé de choux cuits et les choux eux-mêmes contre l'embarras gastrique, la colique, les palpitations, la goutte, la surdité, la rétention urinaire, les maladies du foie et des poumons. « Appliqué, pilé, sur toutes les plaies et sur toutes les tumeurs, ce topique net-

sévère ; il les nourrissait d'herbes, de chair de canard, de palombe ou de lièvre ; il trouvait cette nourriture légère, facile à digérer pour les gens faibles, et n'ayant d'autre inconvénient que de causer la nuit beaucoup de rêves ; avec ce traitement et ce régime, il se conservait en santé, lui et tous les siens.

Mais, sur ce dernier point, il ne fut pas aussi

toiera tous les ulcères et les guérira sans douleur ; il travaille les abcès et les ouvre ; il nettoie et guérit les plaies infectes et les cancers qui résistent aux autres remèdes. » Les contusions, les fistules, les dartres, les luxations sont guéries par des applications de chou pilé. C'est une véritable panacée. »

« ... Voici, ajoute-t-il, qui est plus surprenant : Conservez l'urine d'une personne qui aura mangé des choux, faites-la chauffer, préparez-en un bain à une personne malade : elle sera guérie. Cela est sanctionné par l'expérience ! Si vous lavez de cette urine les enfants d'une constitution débile, ils deviendront robustes pour toujours, et ceux dont la vue sera affaiblie verront plus clair en frottant leurs yeux de ce liquide. Les maux de tête et de cerveau disparaîtront si on lave ces parties avec cette urine. Jamais la femme ne manifestera d'exhalaisons spéciales à certaines régions quand elles auront été lavées avec cette urine.

CLIX. *Remèdes contre les écorchures.* — Quand on voyage, on préviendra les écorchures en portant sous l'anus un petit rameau de grande absynthe.

CLX. *Charme contre les luxations.* — Prenez un roseau vert de quatre ou cinq pieds de long ; coupez-le par le milieu, et que deux hommes le tiennent sur vos cuisses ; commencez à chanter : IN ALIO. S. F. MOTAS VÆTA, DARIES DARDARIES ASTATARIES DISSUNAPITER, et continuez le charme jusqu'à ce que les deux morceaux soient réunis ; agitez un fer au-dessus ; lorsque les deux parties seront réunies et se toucheront, saisissez-les et coupez-les en tous sens : vous en ferez une ligature sur le membre cassé ou fracturé, et il sera guéri. Cependant, pour un membre démis ou cassé, répétez tous les jours le même charme ; ou le suivant, pour une fracture : HUAT HANAT HUAT ISTA PISTA SISTA, DOMIABO DAMNAUSTRA ; ou bien encore : HUAT HAUT ISTA SIS TAR SIS ARDANNABON DUNNAUSTRA.

heureux qu'il le dit; car il perdit sa femme et
son fils. Pour lui, comme il était sain et robuste,
il conserva longtemps une santé vigoureuse.
Dans un âge très avancé, il voyait souvent sa
femme; et il contracta, dans sa vieillesse, avec
une jeune fille, un mariage très dispropor-
tionné.

DION. — VI. *Mort de Denys.*

Denys tomba malade; et sa fin paraissant
prochaine, Dion voulut lui parler en faveur des
enfants qu'il avait eus d'Aristomaque : mais les
médecins, pour faire leur cour au jeune Denys
qui devait lui succéder, n'en laissèrent pas le
temps à Dion. Le tyran, au rapport de Timée,
ayant demandé un remède soporifique, ils lui
en donnèrent un qui engourdit tous ses sens,
et le fit passer promptement du sommeil à la
mort.

ANTOINE. — XXIX. *Présents magnifiques faits par le fils d'Antoine au médecin Philotas.*

Le médecin Philotas d'Amphissa fut admis à
faire sa cour au fils aîné qu'Antoine avait eu de
Fulvie; et il mangeait familièrement à sa table
avec ses autres amis, quand ce jeune homme
ne soupait pas chez son père. Il avait un soir
pour convive un médecin présomptueux qui
importunait tout le monde de son babil. Philotas

lui ferma la bouche par le sophisme suivant :
« Il faut, lui dit-il, donner de l'eau froide à un
homme qui a la fièvre de quelque manière : or,
tout homme qui a la fièvre l'a de quelque
manière ; il faut donc donner de l'eau froide à
tout homme qui a la fièvre. » Le médecin,
frappé de ce sophisme, resta muet (1). Le jeune
Antoine, charmé de son embarras et riant de
tout cœur : « Philotas, dit-il, je te donne tout
ce qui est là », en lui montrant un buffet couvert d'une superbe vaisselle d'argent. Philotas,
bien éloigné de croire qu'un enfant de cet âge
pût disposer de meubles d'un si grand prix, le
remercia de sa bonne volonté. Le lendemain, il
vit arriver chez lui un officier d'Antoine qui
apportait dans une grande corbeille toute cette
vaisselle, et qui lui dit d'y mettre son sceau (2).
Philotas, qui craignait d'être blâmé en la rece-
vant, persistait à la refuser. « Eh quoi, innocent
que vous êtes, lui dit cet officier, vous balancez
à accepter ce présent ! Ignorez-vous donc que
c'est le fils d'Antoine qui vous l'envoie, et qu'il
pourrait vous donner la même quantité de vaisselle d'or ? Il est vrai, si vous voulez m'en
croire, que vous en recevrez la valeur en argent ;
car il serait possible que le père désirât d'avoir
quelqu'un de ces vases antiques qui sont si
recherchés pour la beauté du travail. » Voilà ce

(1) Ce médecin avait bien peu de logique.
(2) Pour être certain qu'on n'en avait rien détourné.

que mon aïeul me disait avoir souvent entendu raconter à Philotas.

—

Œuvres morales [1]

APOPHTEGMES DES LACÉDÉMONIENS

II. *Apoph. d'Agésilas.* — Le médecin luy avoit ordonné en quelque sienne maladie une manière de médecine pour recouvrer sa santé, qui n'estoit point simple ne facile, mais fort laborieuse et difficile : « Par les dieux jumeaux, dit-il, si ma destinée ne porte que je vive, je ne vivray pas quand je prendray toutes les médecines du monde. »

Le médecin Ménécrates avoit esté heureux en la cure de quelques maladies désespérées, au moyen dequoy, quelques-uns l'avoient surnommé Jupiter : et lui, par trop arrogamment, usurpoit ce surnom-là, de sorte qu'il eut bien la présumption de mettre en la superscription d'une lettre qu'il luy escrivoit, « Ménécrates le Jupiter au roy Agésilaus (2), salut. » Agésilaus luy rescrivit, « Agesilaus à Ménécrates, santé », voulant dire, qu'il estoit malade du cerveau.

(1) Traduction d'Amyot.

(2) Athénée dit que la lettre était écrite à Philippe. Voir page 20.

XX. *Apoph. d'Archidame.* — Periander estoit un médecin suffisant en son art, et bien estimé entre les plus excellents, mais qui escrivoit de mauvais vers : il luy dit un jour, « Je mesbahis de toi, Periander, comment tu aimes mieux estre appellé mauvais poëte, que bon médecin. »

LIX *Apoph. de Pausanias.* — Un médecin le regardoit et consideroit, et après l'avoir bien regardé, luy dit : « Tu n'as point de mal. » — « C'est, dit-il, pource que je n'use point de toy. » Ses amis le reprenoient de ce qu'il disoit mal d'un médecin, duquel il n'avoit jamais faict preuve aucune et n'en avoit jamais receu desplaisir : « Si j'en avois fait preuve, dit-il, je ne serois pas ores vivant (1). Et comme le médecin lui dist : « Tu es devenu vieil ». — « Oui, dit-il, pour ce que je ne me suis pas servy de toy pour médecin. » Il souloit aussi dire, « que le meilleur

---

(1) On retrouve la même saillie dans ce dialogue :

UN DOCTEUR.

Pourquoi traiter, comme vous faites,
D'empoisonneurs et d'assassins
L'élite de nos médecins,
Vous qui n'avez jamais usé de leurs recettes ?

PAUSANIAS.

Si j'en avais usé, je n'en parlerais pas, •
Car rien ne rend muet à l'égal du trépas.

« Quelqu'un, dit Bernier dans ses *Essais de médecine,* s'imagina avoir fait une belle réponse à un grand seigneur, aux charitez duquel on recommandoit un médecin de nôtre tems tombé dans la misère : car comme ce seigneur demandoit si ce pauvre médecin ne voyoit pas encore des malades ? ce quelqu'un lui dit

médecin estoit celuy qui ne laissoit point pourrir ses patiens, ains les mettoit bien tost en terre. »

APOPHTEGMES DES ROMAINS

L. *Apoph. de Manius Curius.* — Fabricius ayant esté créé consul, le médecin (1) de Pyrrhus luy escrivit une lettre, en laquelle il luy promettoit de faire mourir son maistre par poison, s'il vouloit. Fabricius envoya incontinent la lettre mesme à Pyrrhus, luy mandant qu'il recogneust par là qu'il avoit mauvais jugement à discerner quels il devoit choisir pour ses amis, et quels pour ses ennemis. Pyrrhus ayant ainsi descouvert et averé l'embusche que l'on dressoit à sa vie, feit pendre son médecin, et renvoya les prisonniers romains à Fabricius sans leur faire payer rençon.

DU VIEILLARD CONSIDÉRÉ PAR RAPPORT
A L'ADMINISTRATION.

XLVII... Car ce n'est pas honte, ainsi que

qu'il étoit bien éloigné d'avoir des pratiques, puisqu'il les avoit toutes tuées. »

On demandait à Pausanias comment on pourrait exterminer les Thraces ? « En mettant, dit-il, un médecin à la tête de l'armée. » De même, l'auteur des *Médecins à la censure* fait dire à Sosandre, dans un de ses entretiens avec Cléante, que « l'on appelle la guerre la médecine de l'Estat, à cause qu'elle conduit, comme cet art, une infinité de personnes à la mort. »

(1) Élien, dans ses *Histoires variées,* dit que ce médecin s'appelait Cinéas.

disoit Tiberius Cæsar, à homme qui a passé soixante ans de tendre son poulx à taster au médecin (1), mais bien plus grande honte est-ce de tendre sa main au peuple en le priant de donner sa voix et son suffrage à l'élection d'offices, car cela est trop vil et trop bas.

*
* *

LUCIEN (120-200)

—

ÉPIGRAMME

Un médecin m'avait envoyé son fils pour qu'il apprît chez moi les belles-lettres. Dès qu'il

(1) Démocrite répondait sagement à Hippocrate que, passé trente ans, on devait être son meilleur médecin; c'était l'opinion de Néron, mais avec une pointe de malice à l'égard des médecins qu'il avait l'audace de traiter de bourreaux. Il ne fut pas, du reste, le seul empereur romain qui ait raillé les médecins : Vespasien et Maximilien, entre autres, ne les ont guère ménagés. On raconte que ce dernier, étant malade, fit venir plusieurs médecins, plus pour s'en divertir que pour suivre leurs conseils; il demanda à chacun d'eux en particulier *Quot?* (combien); mais, ne comprenant pas la question du prince, ils restèrent tous muets, à l'exception du plus âgé qui, pensant que Maximilien, par le mot *Quot,* entendait *Combien* il avait laissé mourir de personnes, saisit sa barbe à pleines mains et lui répondit *Tot* (autant), voulant dire qu'il en avait fait mourir *Autant* que sa barbe avait de poils. Satisfait de la réponse, Maximilien lui dit qu'il était, sinon plus savant que ses confrères, du moins plus spirituel et plus sincère.

sut « Muse, chante la colère (1) » et « causa mille maux, » et le troisième vers qui vient après : « précipita chez Pluton beaucoup d'âmes vaillantes », il cessa d'envoyer son fils à mes leçons. Le père m'ayant rencontré : « Je te rends grâce, cher maître, me dit-il, mais mon fils peut apprendre tout cela avec moi ; en effet, je précipite bien des âmes chez Pluton, et pour cette besogne, je n'ai nullement besoin d'un grammairien ».

LE FILS DU MÉDECIN (2)

Pour le former dans l'art de la grammaire,
Un médecin m'avait envoyé son garçon.
Quand l'enfant eut appris sa première leçon :
    « Muse, chante la colère, »
Et « Qui de tant de maux devint la source amère; »
    Puis enfin le troisième vers :
« Et de mânes sans nombre enrichit les enfers, »
De l'envoyer chez moi se dispensa le père,
Qui dit en me voyant : « Grand merci pour mon fils !
Ce sont choses qu'il peut apprendre à mon logis.
Enrichir les enfers est ma tâche ordinaire,
Et je n'ai pour cela nul besoin de grammaire. »

LE MÉDECIN ET LE MAÎTRE DE LITTÉRATURE (3)

Ad me, grammaticam natum qui disceret artem,
    Instructus medica miserat arte pater.

---

(1) Vers d'Homère qui servaient d'exercices aux grammairiens.

(2) Traduction d'un auteur anonyme.

(3) Traduction en vers latins de Vavasseur. Liv. III, Épigr. LXXIV.

At puer ut didicit, « Refer iram », et, « Mille dolores
Fecit, » et his junctus qui quoque versus erat :
« Præstantes multas animas sub Tartara misit : »
Non pater ad ludum mittit, ut ante, meum.
Mox que ubi me vidit : « Tibi gratia, dixit, amice;
Me doctore, potest dicere natus idem.
Ipse animas egomet multas sub Tartara mitto :
Grammatici neque ad id posco docentis opem ».

—

Dialogues des Dieux [1]

Dial. XIV. — *Dispute entre Esculape et Hercule*
sur la Préséance.

JUPITER, HERCULE, ESCULAPE

JUPITER

Finissez au plus tôt; vous me cassez la tête.
Eh quoi! N'allez-vous pas, au festin qui s'apprête,
Dans ce cercle brillant de dieux et demi-dieux,
Comme des malotrus vous disputer tous deux?

HERCULE

Eh quoi! voulez-vous donc qu'un charlatan (2), mon père,
Prenne place avant moi!

ESCULAPE

                    Mais pourquoi donc? J'espère
Que mes droits en ces lieux valent mieux que les tiens.

(1) Traduction de M. Amédée Scribe.
(2) Le texte dit empoisonneur.

HERCULE

Et de quels droits, ami, parles-tu? J'en conviens,
Jupin, en châtiment des lois que tu transgresses (1),
Fait éclater sur toi ses foudres vengeresses;
Et sa compassion plutôt que l'équité
T'élève, enfant indigne, à l'immortalité.
Seraient-ce là tes droits?

ESCULAPE

                    Aux yeux du grand Hercule
Mon triste sort peut-il paraître ridicule?
Ne se souvient-il plus que sur le mont Œta,
Au milieu d'un bûcher lui-même il se jeta?

HERCULE

Insolent! Moi le fils du maître du tonnerre,
Des mortels malheureux, moi le dieu tutélaire,
Moi, dont le bras dompta cent monstres furieux,
Et fit baisser la tête au crime audacieux,
Je serais mis de pair avec un empirique,
Un charlatan qu'on vit sur la place publique,
S'agitant en tous sens et des pieds et des mains,
Débiter à vil prix ces baumes souverains!
Si tes médicaments, si ton art si facile,
Aux malades rendit quelque service utile,
Étaient-ce là les soins d'un mortel généreux?

ESCULAPE

Je trouve, en vérité, tes discours merveilleux.
Quand tu te présentas au céleste portique,
Du centaure Nessus la fatale tunique,
Et les feux du bûcher par toi-même allumé,
T'avaient déjà deux fois en entier consumé,
Ingrat! et cependant ce fut ma main amie
Qui sut te rappeler de la mort à la vie!

(1) Allusion à la résurrection d'Hippolyte, voir page 10.

Oui, pour moi je ne fus qu'un pauvre médecin ;
Répandre mes bienfaits sur tout le genre humain,
Des fièvres et des maux, hélas! de mille sortes ;
Éloigner par mon art les hideuses cohortes,
Je n'en disconviens pas, tel était mon emploi.
Mais du moins je n'ai point, esclave comme toi,
Sous la pourpre cachant ma valeur engourdie,
Au milieu des palais de la riche Lydie,
Fait tourner un fuseau dans mes doigts langoureux.
On ne m'a jamais vu, ridicule amoureux,
Humblement prosterné, ramper aux pieds d'Omphale,
Le front encor flétri par l'or de sa sandale !
On ne m'a jamais vu, j'en frissonne d'horreur !
On ne m'a jamais vu, dans mes accès d'humeur,
Immoler à la fois et mes fils et leur mère (1) !

HERCULE

Si tu ne te tais pas, ô langue de vipère !
Malheur à toi ! malheur ! car, d'un bras vigoureux,
Enlevé tout tremblant jusqu'au plus haut des cieux,
Je te laisse tomber la tête la première ;
Va ! l'immortalité ne t'empêchera guère
De te rompre le cou, de te briser les os ;
Et je gagerais bien que le dieu de Delos (2),
Ce dieu des médecins, ne pourra, quoi qu'il fasse,
Raccommoder à neuf ta méchante carcasse.

JUPITER

Cessez, je vous l'ordonne, ou loin de ce repas
Je vous forcerai bien à porter vos débats.
Qu'Esculape, avant toi, prenne place à la table.
Il est mort le premier, ce seul droit est valable.

---

(1) Mégare, dont il avait eu Onytès, Thérémaque, Démo-
coon et Créontiades.

(2) Apollon.

LA TRAGODOPODAGRA

Drame.

LA GOUTTE. — Quel mortel sur la terre ne reconnaît en moi, qui suis la goutte, la souveraine invincible des douleurs? Ni la vapeur de l'encens ne peut calmer ma violence, ni le sang répandu sur les brasiers ardents, ni les temples où sont suspendues les offrandes de la richesse. Péan, avec ses remèdes, ne peut triompher de moi, lui, le médecin des dieux du ciel, ni Esculape, le fils de Phébus. Depuis que le genre humain a pris naissance, les hommes ont eu l'audace de vouloir détruire mon pouvoir, en mêlant l'adresse de leurs remèdes. Mille artifices sont inventés contre moi ; l'un broie du plantain, l'autre de l'ache ; celui-ci des feuilles de laitue ou de pourpier sauvage ; celui-là du poireau, du potamogéton, des orties, de la consoude ; d'autres préparent la canillée qui fleurit sur les marais, du panais cuit, des feuilles de pêcher, de la jusquiame, des pavots, des oignons, de l'écorce de grenade, de l'herbe aux puces, de la racine d'hellébore, du nitre, du fenugrec infusé dans du vin, du frai de grenouille, de la stobée, de la gomme de cyprès, de la farine d'orge, des feuilles de chou cuites, de la saumure, des crottes de chamois, des excréments humains, de la farine de fèves, de la fleur de pierre d'Asius (1); d'autres font cuire des crapauds, des belettes, des lézards, des chats, des grenouilles, des hyènes, des élans, des renards. De quel métal les hommes n'ont-ils pas essayé, de quel suc, de quelle sève ? Et les os de tous les animaux, les nerfs, la peau, la graisse, le sang, la fiente, la moelle, l'urine, le lait? Les uns boivent le remède en quatre fois, les autres en huit, la plupart en sept. Celui-ci se purifie avant de boire la potion sacrée; celui-là se laisse abuser par les charmes des imposteurs; un troisième fou se laisse attraper par un juif; un dernier, enfin, implore le pouvoir de la médecine. Mais moi, qui fais pleurer tout le monde, j'arrive d'ordinaire encore plus irritée contre ceux qui recourent à ces moyens, et qui essayent de me chasser. Ceux, au contraire, qui ne font point de résistance, je me sens bienveillante pour eux, et je les traite avec douceur. Quiconque est initié à mes mystères doit apprendre avant tout à ne dire que de bonnes paroles, à charmer les autres, à tenir de joyeux propos. Tout le monde se met à rire et à applaudir quand on le voit porter aux bains. Je suis cette Até dont parle Homère (2), qui marche sur la tête des hommes avec mes pieds délicats; le vulgaire me nomme

(1) Ville de la Troade.
(2) *Iliade*, ix, 500.

la goutte, parce que je le prends par les pieds (1). J'ai déjà dompté plus d'un héros; les sages ne l'ignorent pas. Priam aux pieds légers est devenu Priam aux pieds goutteux. Un mal de pied a causé la mort d'Achille, fils de Pélée; Bellérophon eut à supporter les douleurs que je cause. Le souverain de Thèbes, Œdipe, avait les pieds gonflés. Plisthène, un des Pélopides, était podagre, et podagre le fils de Péan, un des chefs de la flotte. Un autre chef des Thessaliens, Podarcès, quoique podagre, prit le commandement des navires lorsque Protésilas eut péri dans un combat. C'est moi qui ai tué le souverain d'Ithaque, Ulysse, fils de Laërte, et non pas l'arête d'une pastenague. Malheureux, vous n'aurez point à vous réjouir de votre insolence et vous en subirez le juste châtiment.

Les médecins. — Nous sommes Syriens, nés à Damas; pressés par la faim et par la misère, nous parcourons, errants, et la terre et les flots. Nous possédons cet onguent, don paternel, avec lequel nous soulageons tous ceux qui sont podagres.

La goutte. — Et quel est cet onguent? comment se prépare-t-il?

Un médecin. — Un serment redoutable ne me permet pas de divulguer ce secret, et notre père, en mourant, nous a recommandé, comme

---

(1) Le mot ποδάγρα signifie littéralement le *piège dans lequel l'animal est pris par le pied*.

volonté dernière, de ne révéler à personne la puissance de ce remède, qui met un terme à vos cruelles douleurs.

La goutte. — Eh quoi ! misérables, il reste encore dans le monde une mixture assez forte pour gêner mon pouvoir? Eh bien ! faisons un pacte, et voyons qui l'emportera de la force du remède ou de mes feux. Venez ici, douleurs aux regards sombres, qui volez de toutes parts, compagnes de mes orgies, approchez. Que l'une embrase le bout des pieds de cet homme, qu'une autre pénètre dans ses talons ; toi, répands ta liqueur âcre à l'intérieur de ses genoux ; et vous, pliez-lui les doigts des mains comme de l'osier.

Les douleurs. — Vois, nous avons exécuté tes ordres ; ils gisent étendus, faisant entendre, les malheureux, des cris lamentables ; notre approche leur a tordu tous les membres.

La goutte. — Allons, étrangers, voyons maintenant si votre onguent peut vous servir. S'il s'oppose réellement à ma fureur, j'abandonne la terre, je me précipite dans ses entrailles, je me jette inconnue, invisible, au fond des gouffres du Tartare.

Le médecin. — Voilà l'onguent appliqué, et les feux de la douleur ne diminuent point.

Le goutteux. — Hélas ! grands dieux ! je suis transpercé, je suis mort ; un trait invisible me déchire tous les membres. La foudre de Jupiter n'a pas de plus terribles effets ; les flots de la mer se soulèvent avec moins de fureur, et les tourbillons de la tempête sont moins impétueux. Suis-je mordu par la dent cruelle de Cerbère ? Le venin d'une vipère me dévore-t-il ? Est-ce le poison de la tunique du Centaure ? Ayez pitié de moi, déesse, cet onguent n'est pas mon ouvrage. Il n'est pas de remède qui puisse arrêter votre course, et tous les suffrages vous proclament victorieuse des mortels.

LA GOUTTE. — Cessez, tortures, modérez leurs douleurs, puisqu'ils se repentent d'avoir osé me défier; que chacun sache que, seule entre les divinités, je suis intraitable et supérieure à tous les remèdes.

*
* *

DION CASSIUS (155-240)

—

HISTOIRE ROMAINE (1)

... Estant donc réduit Auguste en telle extrémité de maladie, qu'il ne pouvoit administrer ny vacquer à aucunes affaires, ny mesme aux plus urgentes et nécessaires, un médecin nommé Antonius Musa luy restitua sa santé avecques certains breuvages et lavemens froids, en récompense de quoy Cæsar luy donna une grosse

(1) Mise de grec en françois, par Anthoyne Canque, 1597.

somme de deniers, et le droict de porter l'anneau d'or, pource qu'il estoit serf affranchy, et avecque ce pour l'amour de luy, il donna pareil droict et prerogative d'honneur à tous ceux qui pour lors faisoient et feroient cy après profession de la médecine. Si eut ce médecin la fortune propice et bien favorable en ceste cure, ou pour mieux dire, et comme ie croy, les dieux le voulurent favoriser pour lors, car quelque temps après, Marcellus (1) cheut en une maladie de laquelle il mourut, bien qu'il le pensast et servit en la mesme sorte qu'il avoit faict Auguste.

*
* *

DIOGÈNE LAERCE (200 ap. J.-C.)

—

Vie des plus illustres philosophes de l'antiquité

EMPÉDOCLE

Le médecin Acron priait le Conseil de lui assigner une place où il pût élever un monument

(1) La statue élevée à Musa, pour avoir guéri Auguste, fut brisée après la mort du neveu de l'empereur, dont on le rendit responsable; mais selon l'insinuation fort juste de Dion Cassius, cet esclave affranchi et ignorant, comme la plupart des médecins romains, fut, sans doute, aussi étranger à la mort de Marcellus qu'à la guérison de son oncle.

à son père, comme ayant surpassé tous les médecins en savoir. Empédocle empêcha qu'on ne lui octroyât sa demande, tant par des raisons prises de l'égalité, que par le discours qu'il lui tint : « Quelle inscription voulez-vous, lui demanda-t-il, qu'on mette sur le monument ? sera-ce cette épitaphe : Acron, le plus éminent des médecins, fils d'un père éminent, est enseveli sur cette roche éminente, lieu le plus éminent de sa patrie éminente (1) ». D'autres traduisent ainsi le second vers : « Cet éminent tombeau contient une éminente tête. »

HÉRACLITE

Il devint si misanthrope, qu'il se retira dans les montagnes, où il passait sa vie, ne se nourrissant que d'herbes et de racines. Il en contracta une hydropisie, qui l'obligea de revenir à Ephèse, où il demanda en raillant aux médecins s'ils pourraient bien changer la pluie en sécheresse (2). N'ayant pas été satisfait de leur réponse, il essaya de se guérir lui-même; il entra dans une étable et s'enfonça dans du

(1) Le sel de cette épigramme est dans le mot *acron* qui signifie *éminent* et qui est répété plusieurs fois. Cette ironie s'appliquait fort bien à Acron d'Agrigente qui était très . orgueilleux et s'appelait, par allusion à son nom, le *meilleur des médecins.*

(2) Ce style énigmatique était habituel à Héraclite et lui avait valu le surnom de *Philosophe ténébreux*. Voir sa lettre à Amphidamas, page 7.

fumier de vache, espérant que la chaleur évaporerait par les pores les eaux dont il était surchargé. Il éprouva l'inutilité de ce remède, et mourut à l'âge de soixante ans.

... Hermippe rapporte qu'il consulta les médecins pour savoir s'il n'y avait pas moyen de pomper l'eau des intestins ; qu'ils répondirent qu'ils n'en connaissaient aucun ; que, pour leur en indiquer un, il alla se mettre au soleil ; qu'il ordonna à des enfants de le couvrir de fumier ; que ce remède l'exténua à un tel point qu'il en mourut deux jours après. Néanthe de Cyzique dit au contraire que, n'ayant pu se tirer de dessous le fumier, il resta dans cet état et fut mangé par les chiens.

ÉPICURE (1)

Il disait qu'Aristote, dans sa jeunesse, avait dissipé tout son patrimoine en débauches, et qu'il fut réduit à se faire soldat pour subsister, et même qu'il avait fait le charlatan en vendant des antidotes dans les marchés.

DIOGÈNE LE CYNIQUE

Le débauché Didymon était occupé à guérir

---

(1) Ce philosophe composa trois livres *contre les médecins*, ne leur pardonnant sans doute pas leur impuissance à soulager les longues souffrances que lui occasionna une maladie des voies urinaires, dont il mourut. Nous verrons percer le même dépit, et pour la même cause, dans les appréciations de J.-J. Rousseau sur les médecins.

les yeux d'une jeune fille. Diogène lui dit :
« Prenez garde qu'en traitant la prunelle de
cette fille, vous ne la·blessiez pas (1) ».

... Ayant vu un mauvais lutteur qui exerçait
la profession de médecin, il lui demanda par quel
hasard il battait à présent ceux qui savaient le
vaincre autrefois ?

Imitation

L'ATHLÈTE DEVENU MÉDECIN

Toujours vaincu, rossé, méprisé, malheureux,
Un athlète préfère à cet art dangereux
Celui de médecin que sans risque il exerce.
Diogène lui dit : « T'es-tu pas fait docteur
« Pour te mieux assurer d'étendre à la renverse
« Ceux qui te renversaient tant que tu fus lutteur ? »

*
* *

PLOTINUS (205-270)

—

PENSÉE

La médecine est la principale des erreurs.

(1) Cette raillerie roule sur l'équivoque du même mot qui
signifie prunelle et fille. Diogène donne à entendre que le
médecin Didymon cherche à profiter des soins qu'il donne à
a jeune fille pour abuser d'elle.

*
* *

BABRIUS (III⁰ siècle)

—

Fables

LA GRENOUILLE MÉDECIN

Une grenouille qui avait son domicile dans la vase, qui se plaisait à l'ombre et vivait près des fossés et des mares, s'aventura un peu avant sur la terre, et dit à tous les animaux qu'elle était médecin et qu'elle connaissait des remèdes inconnus peut-être du monde entier, voire de Péan, qui habitait l'Olympe et médicamentait les dieux. « Comment, dit un renard, guériras-tu les autres, toi qui vas toujours boitant, et ne te guéris pas toi-même? ».

LE MÉDECIN IGNORANT

Il y avait une fois un médecin qui ne savait pas son métier. Tandis que chacun disait à certain malade : « Courage! on vous sauvera; la maladie est longue, mais vous guérirez, » ce maladroit, lors d'une visite, lui parla en ces termes : « Faites votre paquet, vous êtes mourant; je ne veux vous abuser ni vous tromper, mais si vous arrivez à demain, vous n'irez guère plus loin. » Il dit et ne revient plus ! Quelque temps après, le malade, hors d'affaire, sortait encore pâle et mal en équilibre sur ses jambes. Le médecin le rencontre : « Bonjour, lui dit-il, et comment va-t-on aux enfers ? — Bien tranquillement, car on y boit l'eau du Léthé (1). Mais tout récemment le grand Pluton et sa femme lâchaient force menaces contre ces médecins qui se permettent de guérir les malades. Ils consignaient tous les noms par écrit, et vous alliez, un des premiers, être sur la liste ; saisi de crainte, je m'avance, je touche leur sceptre et je leur jure que si l'on vous déclare médecin, c'est pure calomnie. »

*
* *

HIÉROCLÈS (V° siècle)

—

Facéties

6. Un écolier rencontrant un médecin : « Pardonnez-moi, lui dit-il, et ne vous fâchez pas si je n'ai pu être malade. »

23. Un écolier trouvant un médecin sur sa route, se cacha derrière un mur. Quelqu'un lui

(1) Fleuve de l'enfer dont les eaux faisaient oublier le passé.

en demanda le motif : « Il y a si longtemps, répondit-il, que je n'ai pas été malade, que je rougis de me montrer à ce médecin. »

... Un paysan rit sous cape de voir qu'un médecin prend ses lunettes pour examiner l'argent qu'il lui présente, et il les quitte en examinant les urines sur lesquelles il le consulte (1).

*
* *

MACÉDONIUS (VIᵉ siècle)

Hier, j'étais malade. Un médecin, personnage peu aimable, s'est approché de mon lit et m'a défendu le nectar des coupes; il me prescrit de boire de l'eau, l'ignorant, qui ne sait pas qu'Homère a dit (2) : « Le vin est la force et la santé des mortels ».

LE MÉDECIN EN DÉFAUT (3)

Malade, hier, j'ai reçu la visite
D'un médecin qui voulait, le bourreau !
D'un doux nectar me sevrer au plus vite,
Et sottement me condamner à l'eau.
Il ignorait la maxime d'Homère :
Que dans le vin l'homme se régénère.

(1) J. Bernier attribue cette dernière facétie à Hiéroclès, mais nous ne l'avons pas trouvée dans le recueil de cet auteur grec.

(2) Allusion au vers 261 du VIᵉ livre de l'*Iliade :* « À l'homme fatigué le vin rend sa vigueur. »

(3) Traduction anonyme.

* *
*

AGATHIAS (VIe siècle)

—

ÉPIGRAMME

Alcimène était tourmenté par la fièvre ; sa voix était rauque et enrouée ; son poumon était comme déchiré par des épées, et un asthme gênait sa respiration. Arrive alors Callignote de Cos, médecin sentencieux, tout rempli de la science d'Esculape, habile à tirer des symptômes un pronostic, et ne prédisant rien de plus que ce qui doit arriver. Il examine comment Alcimène est couché, discute sur son visage, lui tâte le pouls, et consulte le traité sur les jours de crise que, nouvel Hippocrate, il rumine en lui-même. Alors, d'un air important et boursouflé, il prononce son pronostic sur Alcimène : « Si ta gorge cesse d'être bruyante, si tes poumons ne souffrent plus, si la fièvre ne gêne plus ta respiration, tu ne mourras pas encore de pleurésie, car tout cela nous présage une guérison prochaine. Prends courage ; toutefois, fais venir un notaire, dispose sagement de tes biens, cesse de mener désormais une vie inquiète, et moi, ton médecin, pour prix de cette bonne ordonnance, mets-moi pour un tiers sur ton testament ».

CALLICTER

Avec des drogues, Rhodon enlève la lèpre et les écrouelles ; mais, tout le reste, il l'enlève même sans drogues.

LUCILLE

Ni dans le déluge de Deucalion, où la terre disparut sous les eaux, ni dans l'incendie que Phaéton propagea par tout l'univers, il ne périt autant d'hommes qu'en ont tués Potamon le poète et le chirurgien Hermogène ; en sorte que, depuis l'origine des temps, il y a eu quatre grands fléaux : Deucalion, Phaéton, Hermogène, Potamon.

Diophante ayant vu en songe le médecin Hermogène, ne s'est plus relevé, et cependant il portait une amulette.

ANONYMES

ÉPIGRAMMES

Ce n'est point avec une sonde, c'est avec un

trident que Charinus a pansé mes yeux, c'est avec une grossière éponge d'encrier qu'il les a lavés. En retirant la sonde, il m'a arraché la paupière, et l'instrument est resté tout entier dans l'œil. S'il me panse une seconde fois, je ne lui donnerai plus d'ennui avec mes yeux malades; et comment lui en donnerais-je, n'ayant plus d'yeux? *(Anthol. grecque.)*

—

LE MÉDECIN ET LE FOSSOYEUR (1)

Le médecin Cratès, Damon le fossoyeur,
Entre eux font plaisamment métier de pourvoyeur.
Damon vole les draps de tous ceux qu'il enterre,
Et pour ses pansements à Cratès en fait don.
Tous ceux que Cratès panse, il les met dans la bière,
Et pour les enterrer les envoie à Damon.

—

Quelqu'un ayant entendu dire que Damagoras et la peste avaient la même valeur numérique, examina les caractères de l'un et de l'autre, et les pesa comme dans une balance. Damagoras l'emporta de beaucoup; son poids fit baisser le plateau, et la peste se trouva plus légère. *(Anthol. grecque.)*

(1) Traduction de Poan-Saint-Simon, *Recueil tiré du portefeuille d'un rentier.*

PROVERBE

Ακεσιας ιάσατο. *Acesias medicatus est.* Acésias l'a traité (1).

(1) Acésias vivait à peu près dans la quatre-vingtième olympiade. Il ne s'est illustré que par son peu de succès dans la pratique. Ce sont les sarcasmes d'Aristophane, recueillis et répétés par Tertullien, Suidas et Erasme, qui lui ont valu cette triste célébrité. Son ignorance passa en proverbe, et lorsqu'on parlait d'une affaire qui devenait de plus en plus mauvaise, malgré tous les soins qu'on y apportait, on disait qu'*Acésias l'avait traitée.*

LIVRES SAINTS ET PÈRES

DE L'ÉGLISE [1]

ANCIEN TESTAMENT [2]

PARALIPOMÈNES. (Liv. II, chap. XVI.)

12. Asa tomba aussi malade, la trente-neuvième année de son règne, d'une très violente douleur aux pieds ; et cependant, il n'eut point

---

[1] Nous leur avons réservé une place à part, entre les auteurs grecs et latins, en raison de la difficulté que nous avons éprouvée à les classer par nationalité : ainsi l'Ancien Testament est d'origine hébraïque ; les Évangiles du Nouveau Testament sont rédigés les uns en hébreu, les autres en grec ; il en est de même des Pères qui appartiennent soit à l'Église grecque, soit à l'Eglise latine.

[2] Traduction de Lemaistre de Sacy.

recours au seigneur dahs son mal, mais il mit plutôt sa confiance dans la science des médecins :

13. Et il s'endormit avec ses pères et mourut dans la quarante et unième année de son règne (1).

* * *

NOUVEAU TESTAMENT

—

ÉVANGILE SELON SAINT MARC

25. Alors une femme malade d'une perte de sang, depuis douze ans,

26. Qui avait beaucoup souffert entre les mains de plusieurs médecins, et qui, ayant dépensé tout son bien, n'en avait reçu aucun soulagement, mais s'en était trouvée plus mal,

27. Ayant entendu parler de Jésus, vint dans la foule, par derrière, et toucha son vêtement,

(1) La mort de ce monarque qui survint, malgré l'assistance de nombreux médecins et après deux années de souffrance, donna sans doute à réfléchir au roi Ézéchias qui, dans la crainte d'un pareil sort ou réellement convaincu que la médecine était contraire au culte divin, fit brûler les livres de Salomon contenant des remèdes à toutes les maladies, « parce que, dit Cedrenus, le peuple y ayant recours négligeait de s'adresser à Dieu pour en obtenir la santé. »

28. Car elle disait : Si je puis seulement toucher son vêtement, je serai guérie.

29. Au même instant, son sang qui coulait s'arrêta, et elle sentit dans son corps qu'elle était guérie de son infirmité.

*
* *

TERTULLIEN (160-230)

—

DU MANTEAU

IV... On se rend Esculape favorable par des pantoufles à la mode des Grecs.

—

DE L'AME

VI... Soranus, savant auteur de la médecine méthodique, enseigne que l'âme se nourrit d'aliments corporels, et qu'il lui faut de la nourriture pour réparer ses défaillances.

X... Cet Hérophile, cessant d'être médecin pour devenir bourreau, qui disséqua des milliers de corps pour interroger la nature, qui détesta l'homme pour pouvoir le connaître, n'en a peut-être pas mieux exploré pour cela les merveilles intérieures, parce qu'il s'opère un grand changement dans les parties privées de vie, surtout lorsqu'il ne s'agit pas d'une mort naturelle, mais survenue à la suite des divers tourments auxquels les recherches de l'anatomiste a exposé des malheureux pleins de vie (1).

XV... Le médecin Asclépiade s'applaudit de ce raisonnement : « La plupart des animaux, si on leur enlève les parties du corps dans lesquelles on place le siège principal de la faculté souveraine de l'âme, ne laissent pas de survivre quelque temps et de donner des marques d'intelligence. Il en est ainsi des mouches, des guêpes et des sauterelles quand on leur coupe la tête ; ainsi des chèvres, des tortues et des anguilles quand on leur arrache le cœur. Donc, la faculté prépondérante n'existe pas. Si elle existait, la vigueur de l'âme ne continuerait pas, une fois que la faculté supérieure est anéantie avec ses organes. Mais la plupart des médecins, Hérophile, Erasistrate, Dioclès, Hippocrate et Soranus lui-même, et enfin nous autres chrétiens plus nombreux que tous, nous soutenons qu'il y a dans l'âme une faculté dominante et qu'elle a son sanctuaire dans une certaine partie du corps (2). Il y a mieux,

(1) Hérophile, médecin de Ptolémée Soter, et Érasistrate, médecin de Séleucus Nicanor, osèrent, sous la protection de ces princes éclairés, disséquer des cadavres humains. Cette audace, contraire aux mœurs et aux coutumes religieuses des anciens, les fit accuser d'avoir disséqué des hommes vivants ; Médée fut ainsi accusée de faire bouillir les gens vifs, lorsqu'elle inventa les bains chauds. La même calomnie fut, on le sait, renouvelée plus tard contre André Vésale. *

(2) Hippocrate plaçait l'âme dans le cerveau ; Hérophile

Protagoras, Apollodore et Chrysippe eux-mêmes sont de cette opinion, en sorte qu'Asclépiade, réfuté par eux, cherche ses chèvres qui bêlent sans cœur, et chasse ses mouches qui voltigent sans tête, et que tous ceux qui préjugent les dispositions de l'âme humaine d'après la condition des bêtes, savent que ce sont eux qui vivent sans cœur et sans cervelle.

XXV... Parmi les médecins, se rencontra également Hicésius (1), infidèle à la nature aussi bien qu'à son art.

... Il y a parmi ces instruments de chirurgie une aiguille d'airain qui sert à faire périr secrètement un enfant dans le sein de sa mère, on la nomme embryosphacte (2), parce qu'elle a pour fonction l'infanticide, et par conséquent, l'immolation d'un enfant qui vit. Elle a été entre les mains d'Hippocrate, d'Asclépiade, d'Érasistrate,

---

dans le cervelet; Straton et Érasistrate dans les membranes qui enveloppent ce dernier; Tertullien, qui la prétendait dans le cœur, lui donnait un corps *sui generis :* elle est mâle ou femelle; elle a trois dimensions, longueur, largeur, profondeur; elle a des membres particuliers, une forme en harmonie avec celle du corps; elle est palpable, transparente, de couleur aérienne. Toutes les âmes sortent l'une de l'autre par propagation, sans que chacune soit formée par une création nouvelle. Les erreurs de Tertullien l'ont fait rejeter par l'Église qui, selon l'expression de Vincent de Lerins, ne voit plus en lui qu'un déserteur.

(1) Il s'agit sans doute d'Acésias, auquel on appliquait le proverbe dont nous avons parlé page 56.

(2) Composé de deux mots grecs qui signifient : je tue l'embryon.

d'Hérophile qui disséquait même des hommes vivants.

*
* *

SAINT GRÉGOIRE DE NAZIANZE (329-389)

—

Le médecin qui prétend guérir des maladies dont il ne peut se guérir lui-même est un ignorant et un malhonnête homme (1). *(In pasto.)*

*
* *

SAINT AMBROISE (340-397)

—

Les règles de la médecine sont contraires à la connaissance des mystères divins ; elles

(1) Platon, dans sa *République,* liv. III, avait déjà exprimé la même idée d'une manière plus philosophique : « Les médecins, écrit-il, deviendraient très habiles dans leur art s'ils éprouvaient eux-mêmes toutes sortes de maladies et qu'ils fussent d'une constitution débile et valétudinaire. » Montaigne traite le même sujet, avec sa verve railleuse et implacable, au liv. III, chap. XIII de ses *Essais :* « C'est raison qu'ils prennent la v....., s'ils la veulent sçavoir panser. Vrayement je m'en fierois à celuy-la : car les aultres nous guident, comme celuy qui peint les mers, les escueils et les ports, estant assis sur sa table, et y faict promener le modèle d'un navire en toute seureté ; jectez-le à l'effect, il ne sçait par où s'y prendre. Ils font telle description de nos maulx, que faict un trompette de ville qui crie un cheval ou un chien perdu, tel poil, telle haulteur, telle aureille : mais présentez le luy, il ne le cognoist pas pourtant. »

détournent du jeûne, condamnent l'étude et défendent tout exercice d'une méditation profonde. *(In psal.)*

*
* *

SAINT JEAN CHRYSOSTOME (347-407)

—

On ne reconnaît les services des médecins qu'avec de l'argent ; c'est par la prière qu'on s'acquitte à l'égard du divin médecin des âmes. *(Sur saint Mathieu,* ch. VIII.)

*
* *

SAINT PIERRE CHRYSOLOGUE
(mort en 450)

—

Comment un médecin peut-il entreprendre de guérir, avec connaissance de cause, une maladie qu'il n'aura pas souffert lui-même ? et comment celui qui n'a pas été infirme avec l'infirme qu'il veut traiter, peut-il prétendre rétablir sa santé ? *(Homél.* 18, *post. Pent.).*

*
* *

SAINT BERNARD (1091-1153)

—

Saint Bernard se plaint quelque part de l'avarice des médecins de son temps. (J. Bernier, *Essais de Médecine.)*

AUTEURS LATINS

I. — *Auteurs anciens*

PLAUTE (250-184)

LES MÉNECHMES. — *Comédie.* — *Acte V, scène I.*

LE VIEILLARD. — Quel accès violent! quelle frénésie! O dieux! secourez-nous! Cet insensé était cependant plein de bon sens il n'y a qu'un instant. Le terrible mal qui vient de l'atteindre soudain! Allons quérir le médecin, le plus vite que nous pourrons. (*Il sort*).

Scène II.

MÉNECHME, *seul.* — Sont-ils enfin partis? ces plaisantes gens qui veulent à toute force que je sois insensé lorsque je me porte parfaitement bien.

Scène III.

LE VIEILLARD, *revenant.* — J'ai mal aux reins de rester assis, mal aux yeux de regarder, en attendant que le médecin revienne de ses visites. L'ennuyeux personnage! Qu'il a·eu de peine à en finir avec ses malades! Il prétend qu'Esculape et Apollon avaient, l'un le bras cassé et l'autre la jambe, et qu'il les leur a remis. En y pensant bien, je doute si c'est un médecin que j'amène, ou un lourd forgeron. Le voici qui s'avance à pas de fourmi.

Scène IV.

LE MÉDECIN, *d'un air grotesquement emphatique.* — Quel mal m'as-tu dit qu'il avait? Répète, vieillard, est-ce manie ·ou frénésie? je désirerais le savoir. Est-il pris par la léthargie ou bien par l'hydropisie?

LE VIEILLARD. —· Je t'amène justement pour que tu m'expliques tout cela, et pour que tu le guérisses.

LE MÉDECIN. — Rien de si aisé. Je le guérirai, j'en réponds sur ma parole.

LE VIEILLARD. — C'est un traitement qui exige uu très grand soin, je te le recommande.

LE MÉDECIN. — Je m'essoufflerai plus de six cents fois par jour, tant j'y mettrai de soin et d'empressement.

LE VIEILLARD, *montrant Ménechme ravi, qui arrive.* — Voici le malade.

Le médecin. — Observons de quelle manière il se comporte.

Scène V.

Ménechme, *sans voir personne*. — Par Pollux, ce jour est bien malheureux, bien malencontreux pour moi. Tout ce que j'espérais tenir secret a été découvert par ce parasite, auteur du scandale et du trouble où je suis ; mon perfide Ulysse, qui a causé à son roi tous ces chagrins. Si les dieux me conservent la vie, je lui retirerai la sienne ; quand je dis la sienne, je parle comme un sot ; car elle est bien à moi ; c'était à ma table, à mes dépens qu'il se nourrissait. Je le priverai de l'existence. Et cette courtisane ! qu'elle s'est bien conduite comme les femmes de sa sorte ! Parce que je la prie de me donner la mante pour la rendre à ma femme, elle me soutient qu'elle me l'a remise. Ah ! par Pollux, je suis bien inforuné.

Le vieillard. — Tu l'entends ?

Le médecin. — Il se plaint de son malheur.

Le vieillard. — Va lui parler.

Le médecin (1). — Salut, Ménechme ; pourquoi te découvres-tu le bras ? tu ne sais combien tu aggraves ton mal.

Ménechme. — Va te pendre.

Le médecin. — Sens-tu ?

---

(1) Molière s'est inspiré de cette scène dans l'interrogatoire que subit M. de Pourceaugnac, prévenu de folie.

MÉNECHME. — Parbleu oui, je sens.

LE MÉDECIN, *au vieillard*. — Un champ d'ellébore n'y suffira pas. Mais dis-moi, Ménechme ?

MÉNECHME. — Que me veux-tu ?

LE MÉDECIN. — Réponds à mes questions. Bois-tu du vin blanc ou du vin fort en couleur ?

MÉNECHME. — Hé ! va-t'en au gibet, où tu périsses.

LE MÉDECIN. — Son accès commence à le prendre.

MÉNECHME. — Ne me demanderas-tu pas si je mange du pain rouge, ou violet, ou jaune ? Si je me nourris d'oiseaux à écailles, de poissons à plumes ?

LE VIEILLARD. — O ciel ! tu entends les extravagances qu'il débite ; hâte-toi de lui donner une potion, avant que le mal soit dans toute sa force.

LE MÉDECIN. — Attends un peu ; je veux l'interroger encore.

LE VIEILLARD. — Encore ? tu m'assommes, avec ton verbiage (1).

LE MÉDECIN. — Dis-moi, tes yeux deviennent-ils durs habituellement ? (2).

---

(1) On reproche ici aux médecins leur beau et docte caquet : car en effet ils donnent le plus souvent des paroles, voire des fables, au lieu de bons remèdes. GUEUDEVILLE.

(2) Il y a des affections nerveuses qui empêchent les paupières de se fermer ; on exprime cet effet par les mots *oculi rigent*. C'est ce qu'aurait dit le médecin si, par une maladresse calculée, il n'avait employé un terme moins propre. NAUDET.

Ménechme. — Est-ce que tu me prends pour une sauterelle, imbécile?

Le médecin. — Entends-tu quelquefois tes boyaux crier?

Ménechme. — Quand j'ai bien mangé, ils ne crient pas; c'est quand j'ai faim qu'ils se mettent à crier.

Le médecin. — Par Pollux, sa réponse n'est pas celle d'un insensé. Dors-tu jusqu'au jour? As-tu de la facilité à t'endormir, quand tu es couché?

Ménechme. — Je dors quand j'ai payé mes dettes. Que Jupiter et tous les dieux te confondent, maudit questionneur!

Le médecin. — Sa folie recommence; tu l'entends. Prends garde d'avoir ton tour.

Le vieillard. — Oh! ce sont des douceurs, en comparaison de ce qu'il disait tantôt. Il appelait sa femme une chienne enragée.

Ménechme. — Moi, j'ai tenu ce langage?

Le vieillard. — Tu es en démence, te dis-je.

Ménechme. — Moi?

Le vieillard. — Oui, toi-même, qui m'as menacé de m'écraser sous un char à quatre chevaux. Voilà les extravagances que je t'ai vu faire, voilà ce que je déclare.

Ménechme. — Et moi, je sais que tu as volé la couronne sacrée à Jupiter, et que, pour ce fait, on te jeta en prison, et que tu n'en sortis que pour être battu de verges et porter le carcan, je le sais. Je sais encore que tu as assassiné ton père, que tu as vendu ta mère. Ai-je l'esprit présent? et t'ai-je bien rendu injure pour injure?

Le vieillard. — Je t'en conjure, médecin, fais au plus tôt ce qui est de ton ministère. Ne vois-tu pas qu'il a son accès?

Le médecin. — Savez-vous ce qu'il y a de mieux? Faites-le porter chez moi.

Le vieillard. — C'est votre avis?

Le médecin. — Oui. Là je pourrai le soigner à mon gré.

Le vieillard. — Comme vous voudrez.

Le médecin, *à Ménechme*. — Je vous ferai boire de l'ellébore pendant une vingtaine de jours.

Ménechme. — Et moi, je vous pendrai et vous étrillerai pendant une trentaine.

Le médecin, *au vieillard*. — Allez chercher du monde pour le porter.

Le vieillard. — Combien en faut-il?

Le médecin. — Dans l'état de démence où je le vois, quatre, pas moins.

Le vieillard. — Ils seront ici dans un instant. Vous, médecin, gardez-le bien.

Le médecin. — Non pas; je vais chez moi préparer tout ce qu'il faut : commandez à vos serviteurs de me l'apporter.

Le vieillard. — Il y sera tout à l'heure.

Le médecin. — Je m'en vais donc.

Le vieillard. — Au revoir. (*Ils sortent chacun de leur côté.*)

MÉNECHME. — Le beau-père est parti, le médecin est parti, me voilà seul. Grand Jupiter! pourquoi donc ces hommes-là veulent-ils que je sois fou? Depuis que je suis au monde, je n'ai pas été un seul jour malade. Je ne suis pas fou, je ne cherche noise ni querelle à personne. Je suis dans mon bon sens, et je vois les autres sages; je reconnais les gens, je leur parle. Mais ceux qui prétendent que je déraisonne, n'ont-ils pas eux-mêmes perdu la tête?

*
* *

CICÉRON (107-43)

—

CORRESPONDANCE

A Tiron, son affranchi.

J'entends dire, comme vous me l'écrivez vous-même, qu'on a bonne opinion de votre médecin Asclépion; cependant, je n'approuve pas sa méthode; j'ai pris soin de lui faire savoir mon opinion sur ce point (XVI, 9).

...J'ai écrit à Curius de vous donner l'argent dont vous auriez besoin; je crois qu'il faut aussi donner quelque chose à votre médecin pour le rendre plus soigneux (XVI, 4).

PLAIDOYERS

Contre Verrès

Quand deux citoyens avaient un procès, Verrès leur donnait pour juges, suivant son caprice, des gens à lui, un crieur, un aruspice, son médecin Cornelius (1)... Quels étaient ces hommes? C'est une meute affamée qui rôde ici autour de moi, ou plutôt, ce sont ces chiens que vous voyez lécher le tribunal. (Acte II, XIII.)

En faveur de A. Cluentius Avitus.

Dinéa se trouvant indisposée, son gendre

(1) Nous apprenons, dit le Dr Menière, dans son *Étude médico-littéraire* sur Cicéron, que Cornelius était de Perga, en Pamphylie, qu'il portait là le nom d'Artémidore, et qu'il aida Verrès, alors préteur de cette province, à piller le temple de Diane. C'était à coup sûr un abominable homme, et nous ne pouvons que nous associer au jugement porté contre lui. Cicéron cite un grand nombre de ses victimes; les unes sont battues de verges, les autres pendues à des arbres, et toujours d'après les jugements du médecin et du crieur public. Voici un passage dans lequel éclate la juste indignation de l'accusateur. Les députés d'Agyrium étaient accusés d'avoir violé un édit de Verrès; ils sont traduits devant un tribunal composé de Cornelius, médecin du préteur, de l'huissier Valerius, du peintre Tlépolème, et d'autres commissaires de la même espèce. Notez que pas un d'entre eux, dit Cicéron, n'était citoyen romain, c'était un vil ramas de Grecs sacrilèges depuis longtemps fameux par leurs crimes et devenus tout à coup des Cornelius. » Il est difficile de flétrir davantage un homme, le voilà établi type, et pour Cicéron, Cornelius est synonyme de coquin, de misérable.

Oppianicus « lui avait amené son médecin, dont le victorieux ministère l'avait délivré de bien des gens. Cette femme s'écrie qu'elle ne veut pas des soins de cet homme qui avait entraîné la perte de toute sa famille ». La malheureuse ne pouvait échapper au danger qui la menaçait. Son gendre s'adresse à un empirique ambulant nommé L. Clodius. Moyennant une somme de quatre cents sesterces, ce médicastre se charge de la chose; « il était pressé, il avait plusieurs courses à faire; on l'introduit auprès de la malade, il lui donne un breuvage et bientôt elle expire. » MENIÈRE, *Cicéron médecin.*

... Peu de temps après, le médecin Straton commit, chez Sassia, un vol et un meurtre. Il égorgea deux esclaves préposés à la garde d'un trésor; mais le crime fut découvert, et le coupable périt sur la croix après avoir eu la langue coupée.

Contre Vatinius.

Pison, gouverneur de la Macédoine, n'ayant pu extorquer une somme d'argent à un député nommé Plator, le fit jeter en prison et lui envoya son médecin pour lui couper les veines. Ce meurtre fut accompli avec la plus atroce barbarie, Cicéron s'écrie : « Eh! que sont donc ses bourreaux, puisqu'il emploie ses médecins non à guérir, mais à tuer ? »

MENIÈRE, *Cicéron médecin.*

*
* *

SULPICIUS SERVIUS RUFUS

—

A Cicéron.

N'imite pas les mauvais médecins qui, en soignant les autres, se vantent de posséder toute la science médicale, et ne peuvent se guérir eux-mêmes.

*
* *

PUBLIUS SYRUS (1er siècle av. J.-C.)

—

SENTENCES (1).

Male habebit medicus, nemo si male habuerit.

Le sort d'un médecin est vraiment bien fatal :
Quand les clients vont bien, le médecin va mal.

—

Medicorum nutrix est intemperantia.

C'est notre intempérance et ses funestes suites,
Qui de nos médecins font bouillir les marmites.

(1) Mises en distiques par E. Souesme.

Crudelem medicum intemperans æger facit.

Si l'on veut n'observer la diète qu'à moitié,
Le médecin devient féroce et sans pitié.

—

Male secum agit æger, medicum qui heredem facit.

Un malade n'a plus son bon sens tout entier,
Quand de son médecin il fait son héritier (1).

Imitation

Ce bon vieillard, tourmenté de colique,
Ne peut manquer d'en voir bientôt la fin.
Il a pour esculape un fameux médecin
Qu'il a nommé son légataire unique.

POAN-SAINT-SIMON.

*
* *

SÉNÈQUE (2-65)

—

Évite les conseils des médecins; avec autant
d'ignorance que de zèle, ils vous tuent le plus
officieusement du monde.

—

Rien n'est plus honteux à un médecin que de
rechercher l'ouvrage de médecin.

(1) Ce reproche est devenu impossible de nos jours: on sait
que l'art. 909 du *Code Napoléon* annule les legs faits aux médecins par leurs malades.

*
* *

PLINE L'ANCIEN (23-79)

—

Histoire naturelle

CRITIQUE DE L'EMPLOI DES MÉDICAMENTS COMPOSÉS ET EXOTIQUES

Liv. XIII.

Il est vrai que les médecins prétendent qu'en effet nous manquons de remèdes en beaucoup de cas; et c'est là l'excuse dont ils colorent l'usage qu'ils font des drogues nuisibles. Ils ont même l'impudence de soutenir que la médecine ne saurait se passer de poisons.

Liv. XXII.

La nature, cette bonne mère et cette divine ouvrière, n'a pas fait les cérats, les emplâtres, les antidotes ou les collyres. Ce sont là des inventions des médecins, ou plutôt de leur avidité pour le gain.

Liv. XXIV.

La matière médicale est innombrable; c'est d'elle qu'est issue la médecine. La nature s'est plu à ne créer que des remèdes vulgaires, faciles à trouver, que l'on se procure sans frais, et qui, au besoin, nous servent de nourriture. C'est la fraude et le charlatanisme qui ont inventé ensuite ces officines où l'on promet à chacun de lui rendre la vie à prix d'argent; c'est là qu'on préconise à leur début les compositions et les mixtures, et que l'on vante les remèdes venus à grands frais de l'Arabie et de l'Inde; on dirait qu'il n'y a que la mer Rouge qui produise les moyens de guérir le plus petit bouton, tandis que nous voyons de pauvres gens trouver de quoi se guérir dans les condiments dont ils se nourrissent. Mais la médecine ne deviendrait-elle pas le plus vil art, si chacun cueillait dans son jardin l'herbe ou l'arbrisseau qui doit servir de spécifique? De là, il est arrivé que la grandeur romaine a perdu de sa sévérité antique; les vainqueurs ont été domptés par les vaincus; le Romain obéit aux barbares, et il est un art qui exerce son empire sur nos empereurs eux-mêmes.

Liv. XXXIV.

Mais de toutes ces distinctions, les médecins (soit dit sans leur faire injure) n'en connaissent aucune, et la plupart d'entre eux n'en savent pas même les noms, tant ils sont loin aujourd'hui de l'art de composer des médicaments, art cependant qui faisait autrefois la base de leur profession. Présentement donc, toutes les fois qu'en lisant un dispensaire, ils y trouvent une recette dont ils jugent à propos de faire l'épreuve sur la première victime de leur spéculation, ils s'en reposent entièrement, pour la composition de la drogue, sur ceux qui pratiquent l'art de la séplasie, qui n'est que fraude et sophistication perpétuelle. Que dis-je? on voit, de nos jours, des médecins qui n'ont pas honte de débiter et trafiquer eux-mêmes, dans leurs visites, les emplâtres et les collyres de la séplasie : et l'abus est porté à tel point à cet égard, que les droguistes n'ont pas de meilleure ressource pour purger leurs boutiques de toutes les drogues manquées, mal frelatées, ou devenues rances.

COMMENT LE MÉDECIN ASCLÉPIADE DISCRÉDITA LA MÉDECINE ANCIENNE

Liv. XXVI, c. III.

Cependant, l'ancienne méthode se maintenait dans toute sa vigueur, et elle avait en sa faveur de grands témoignages à revendiquer, lorsque, du temps du grand Pompée, le rhéteur Asclépiade, qui ne tirait pas de l'art de l'éloquence assez de profit à son gré, mais que la sagacité de son esprit rendait propre à toute autre chose qu'aux déclamations du barreau, se tourna tout à coup à la médecine. Le seul parti qu'il y eût pour un homme qui ne l'avait pas pratiquée, et à qui surtout il manquait la connaissance des remèdes, qu'on ne peut se procurer que par les yeux et l'usage, il le prit : ce fut de renoncer à toutes les méthodes reçues (1); de discourir beaucoup pour flatter les malades, et de ne parler jamais sans préparation; de rappeler toute la médecine à la recherche des causes de chaque maladie, et de la rendre toute conjecturale. Sa méthode roulait principalement sur cinq moyens de curation généraux, qu'il nommait « les secours communs ». Ces moyens étaient l'abstinence des aliments et quelquefois celle du vin, les fréquentes frictions du corps, et l'exercice soit à pied, soit en litière. Or, comme évidemment chacun pouvait se procurer soi-même ces sortes de secours (2), tout le monde s'intéressant

(1) « Asclépiade, dit Galien, n'a laissé passer aucun dogme des anciens sans y trouver quelque chose à redire; il n'a épargné aucun des médecins qui l'avaient précédé, pas même Hippocrate, et il a été assez hardi pour appeler la médecine des anciens *une méditation sur la mort.* » Sans doute parce qu'ils faisaient surtout de la médecine expectante.

Il n'avait pas plus de ménagement pour ses confrères contemporains : « Lors, dit Cœlius Aurelianus, qu'on appelait Asclépiade pour voir un malade qui avait eu un autre médecin, il affectait de rejeter tous les remèdes que ce confrère avait proposés et d'approuver tous ceux dont il n'avait pas parlé, comme si les remèdes qui auraient été nuisibles, étant administrés par un autre, devenaient utiles quand lui-même les avait ordonnés. »

(2) Se souvenant de l'exemple d'Archagatus, qui s'était attiré l'inimitié des Romains par l'usage trop fréquent du fer et du feu dans sa pratique chirurgicale, il se fit bien venir de

au succès de remèdes si faciles et si simples, il tourna sur lui les yeux de presque tout le genre humain, et se fit regarder comme un homme envoyé du ciel.

IRONIE SUR LA MORT D'ASCLÉPIADE

Liv. VII, c. XXXVII.

Le médecin Asclépiade, de Pruse, parvint au comble de la renommée par une nouvelle secte qu'il forma; par le mépris qu'il fit des ambassades et des promesses du roi Mithridate; par un moyen qu'il trouva de guérir ses malades avec l'usage du vin; par la vie qu'il sauva à un homme que l'on conduisait à la sépulture, et surtout par les engagements qu'il avait pris avec la fortune, en consentant à être déshonoré dans sa profession, si jamais il éprouvait la moindre maladie. Ses engagements furent remplis; il mourut, dans une extrême vieillesse,... d'une chute qu'il fit dans un escalier.

ses contemporains en inaugurant une pratique tout opposée; il supprima, par exemple, les vomitifs et les purgatifs comme étant nuisibles à l'estomac. Il disait que le devoir d'un médecin est de guérir d'une manière *prompte, sûre* et *agréable (tutó, celeriter et jucundè)*. « Les nôtres, dit Guy Patin en rapportant ces paroles, vous envoient en l'autre monde *sûrement* et *promptement*. Quelle différence entre les médecins ! »

SUR L'INCERTITUDE ET LES VARIATIONS
DES DOCTRINES MÉDICALES

Liv. XXIX.

On ne peut voir sans étonnement, sans même quelque indignation, qu'aucun art n'ait été moins constant (1), et ne soit encore sujet à plus de variations que la médecine, quoique le plus lucratif de tous.

... Le même âge, qui fut celui de Néron, vit la médecine passer sous les lois de Thessalus, qui biffait tous les préceptes des anciens et s'acharnait avec une sorte de fureur à parler contre tous les médecins qui avaient existé jusqu'alors. Un seul trait suffira pour faire juger de la sagesse et du caractère du personnage ; il prenait insolemment le titre d'*Iatronice* (2), et il le fit mettre sur l'inscription de son tombeau, placé dans la voie Appienne. Quand il sortait en public, il avait un cortège plus nombreux que celui d'aucun pantomime ou d'aucun conducteur de char. Cependant, Crinas, de Marseille, qui joignait à la médecine la science des mathéma-

(1) Les *Dictiaques* de Denis Egée, dont parle Photius dans sa *Bibliothèque,* renfermaient cent chapitres sur la matière médicale : le premier était pour l'affirmative et le suivant pour la négative.

(2) Vainqueur des médecins.

tiques, se fit une grande réputation de prudence et de religion dans le même temps. Il ne faisait prendre à ses malades aucun aliment qu'à certaines heures et dans certaines circonstances, toujours réglées sur ses almanachs, et par ce moyen, il acquit encore plus d'autorité que Thessalus. Aussi, de nos jours, a-t-il laissé en mourant cent fois cent mille sesterces (1), pour la construction des murailles de Marseille, après en avoir employé autant à bâtir dans d'autres villes. Ces deux médecins gouvernaient la vie des hommes, lorsque Charmis, de la même ville de Marseille, s'empara tout à coup de Rome, en condamnant, non seulement tous les médecins venus avant, mais jusqu'à l'usage des bains chauds. Il vint à bout d'établir celui de l'eau froide, même dans les plus grands froids de l'hiver, il plongea tous les malades dans les lacs. On voyait de vieux consulaires se geler par mode, par ostentation, et nous avons même sur cela le témoignage de Sénèque. Voilà certainement comme tous ces gens-là, pour se mettre en vogue par quelque nouveauté, font, à l'envi les uns des autres, une sorte de trafic de nos vies.

De là ces malheureux débats et ces avis contradictoires autour des malades, aucun des consultants ne voulant penser comme un autre, pour ne point paraître opiner du bonnet, ou se ranger

(1) Un million de francs.

à l'avis de quelqu'un. De là cette funeste inscription d'un tombeau où l'on fait dire au mort que « le grand nombre des médecins l'a fait périr (1). » Tous les jours, cet art inconstant et sujet à tant de variations, change encore; nous somme agités comme des vagues, par tous les vents des charlatans de la Grèce : car il est évident que quiconque a parmi eux le talent de discourir (2), devient aussitôt arbitre absolu de notre vie et de notre mort, comme s'il n'y avait pas des milliers de peuples (3) qui vivent sans

(1) Il s'agit de l'empereur Adrien : comme Molière, il était phtisique et, comme lui, il en voulait aux médecins de ne pouvoir le guérir. Cette phrase est un vieux proverbe grec qu'on rencontre pour la première fois dans les fragments du poète Ménandre, voir page 18.

(2) Un mauvais plaisant a défini la médecine « un art de causer à propos et de bien dorer la pilule. » De même un proverbe ancien dit : « C'est une honte pour un médecin de manquer de raisons et pour un jurisconsulte de manquer de loix. » Une pensée semblable est attribuée à Molière par les anciens anas, mais Maurice Raynaud la place à tort dans le *Festin de Pierre :* Un médecin est un homme que l'on paie pour conter des fariboles dans la chambre d'un malade, jusqu'à ce que la nature l'ait guéri ou que les remèdes l'aient tué.

(3) Hérodote cite les Babyloniens, et Strabon les Bastelanes d'Espagne qui étaient dans ce cas. Homère raconte aussi que tous les Egyptiens étaient médecins. Chez les Assyriens et les Babyloniens, les malades s'exposaient en public et les passants venaient leur donner des conseils; de nos jours encore tout le monde veut se mêler de médecine. D'autres peuples ont, au contraire, professé le plus grand respect pour les disciples d'Esculape : chez les Locriens, par exemple, une loi de Zeleucus condamnait à mort le malade qui avait bu du vin sans l'autorisation du médecin, même s'il n'en éprouvait aucun inconvénient.

médecins, sinon sans médecine, ainsi qu'a vécu le peuple romain pendant plus de 600 ans (1), quoiqu'il n'ait jamais été lent à recevoir les arts utiles, et qu'il ait même accueilli la médecine avidement, jusqu'à ce qu'il l'ait condamnée après de tristes épreuves.

C'est ici l'endroit de retracer ce qui s'est passé chez nos pères de plus remarquable à ce sujet. Cassius Hermina, l'un de nos plus anciens auteurs, rapporte que le premier médecin qui parut à Rome fut Archagatus, fils de Lysinias, qui vint du Péloponèse en cette ville sous le consulat de Lucius Æmilius et de Marcus Livius, l'an 535; qu'on lui accorda le droit de bourgeoisie, et qu'on lui acheta, des deniers publics, une boutique dans le carrefour d'Acilius; qu'il fut nommé le *Médecin des plaies*, ou le *Vulnéraire*, parce qu'il s'attachait à cette partie; que son arrivée fit d'abord un plaisir étonnant, mais qu'ensuite sa cruauté à employer le fer et le feu sur le corps humain lui fit donner le nom de *bourreau*, puis détester l'art et tous les médecins. C'est ce que Caton rend bien sensible, lui dont l'autorité ne tient rien, ni de la censure qu'il exerça, ni du triomphe qu'il obtint, parce qu'elle a des fondements bien plus solides en lui-

(1) Pline ne veut probablement parler que des médecins étrangers; car, suivant Denys d'Halicarnasse, pendant la peste qui survint à Rome l'an 301 de sa fondation, soit plus de deux cents ans avant l'époque indiquée par Pline, les médecins ne suffisaient pas pour le nombre des malades.

même. Nous rapporterons ses propres paroles :

« Je vous parlerai, Marcus, mon fils, de ces Grecs en temps et lieu ; je vous marquerai ce que je trouve d'excellent à Athènes, et je vous ferai voir qu'il est bon de prendre une teinture de leurs lettres, non d'en faire une étude approfondie. Race indisciplinable et très méchante ! pensez que c'est un homme inspiré qui parle ainsi d'eux. Toutes les fois que cette nation nous apportera ses connaissances, elle répandra la corruption parmi nous, et bien plus encore si elle nous envoie ses médecins. Ils ont juré entre eux de faire périr par la médecine tout ce qu'ils nomment *Barbares* (1). Ils en ont fait une profession mercenaire pour mieux gagner leur confiance, et les perdre plus aisément. Ils nous traitent aussi de Barbares, et cette qualification est pour nous une injure plus grave et plus atroce que pour les autres peuples qui sont incultes et grossiers. Je vous ai défendu tout commerce avec leurs médecins ».

PORTRAIT DES MÉDECINS GRECS EXERÇANT A ROME

Liv. XXIX.

Le médecin est le seul artiste à qui l'on se fie sur parole ; il est cru dès qu'il se dit médecin, et pourtant, il n'est pas d'art où l'imposture ait

(1) Caton fondait son reproche sur ce qu'Hippocrate avait refusé de secourir Artaxercès ; ce médecin, disait-il, ne veut pas guérir les Barbares qui sont ennemis des Grecs.

de plus graves conséquences; nous n'y pensons pas, tant l'espoir de recouvrer la santé a pour nous de charme. Au reste, nous n'avons aucune loi pour punir son ignorance qui cause la mort, aucun exemple de vindicte publique contre sa témérité. Le médecin s'instruit à nos dépens, il expérimente en donnant la mort; il n'y a que le médecin au monde qui puisse tuer un homme avec la plus grande impunité. Que dis-je! c'est lui qui accuse au lieu d'être accusé; il rejette l'insuccès sur l'intempérance du malade; le malade seul est coupable de sa propre mort.

... Et pourtant, quelle profession a plus commis d'empoisonnements et capté plus d'héritages? laquelle a porté plus impunément l'adultère jusque dans les palais des Césars? (1)

... Parlerai-je ici de leurs avares exigences, de ces conditions onéreuses qu'ils imposent à l'agonie, de ces arrhes qu'ils demandent contre la mort, et de ces remèdes secrets qu'ils vendent si cher au malade?

... S'il s'agit, par exemple, d'une cataracte, ils seront d'avis de l'abaisser légèrement plutôt que de l'extirper, pour se ménager les moyens d'y retoucher, quand elle reviendra. De tout ce brigandage, il est arrivé qu'il semblerait résulter vraiment un bien public de la multitude de ces assassins, car au moins ce que la pudeur n'aurait

(1) Pline fait sans doute allusion à Eudème, médecin de Livie, femme de Drusus, et à Valens Vectius, le médecin de Messaline, épouse de Claude. Voir plus loin, Tacite, *Annales*.

jamais obtenu d'eux, la concurrence leur a fait diminuer le prix de leurs remèdes et de leurs secours... Mais que tous ces faits soient personnels, n'imputons pas même à l'art l'ignorance et la bassesse de cette foule de charlatans qui l'exercent, ni l'abus énorme qu'ils font des remèdes sur les malades, ni les bains chauds où ils les promènent pour chercher la santé, ni cette diète impitoyable qu'ils ordonnent avec tant d'autorité à ceux qui se portent bien, puis ces aliments dont ils accablent plusieurs fois le jour des hommes mourants; mille tâtonnements pour tâcher de réparer le mal qu'ils ont fait, et revenir sur leur pas; et le régime qu'ils étendent jusqu'à gouverner les cuisines; et l'usage fréquent des parfums pour flatter les malades par tous les attraits de la vie. Je crois certainement que nos pères n'auraient point du tout goûté l'usage de faire venir à grands frais des drogues étrangères, et c'est ce que Caton, en condamnant l'art médical, n'avait apparemment point prévu.

Parlerai-je de cette thériaque composée pour le luxe, de cet antidote de Mithridate, amas confus de cinquante-quatre drogues qui y entrent chacune pour un poids différent, et quelques-unes pour une quantité infinitésimale? C'est pour vendre plus cher qu'ils mettent tant d'ostentation et affichent une science prodigieuse, une science dont ils ignorent quelquefois les premiers éléments; car j'ai acquis la conviction que, dans leurs formules, ils prennent fort souvent le nom

d'une substance pour celui d'une substance contraire... Voilà ce que Caton prévoyait dans sa
colère, et ce qui fit que, pendant six cents ans,
le Sénat proscrivit une profession aussi insidieuse,
et dans laquelle le médecin probe sert de couvert aux charlatans; le Sénat combattait ainsi
d'avance les hallucinations de quelques esprits
malades, qui pensent que rien n'est plus salutaire que ce qui coûte fort cher.

... Les anciens n'ont jamais condamné les
remèdes en eux-mêmes, mais l'art qui les admi-
nistre. Ils ne voulaient pas surtout que la vie
des hommes fût mise à ce prix énorme où les
médecins ont porté leurs émoluments; c'est même
pour cela qu'on prétend que, quand le culte
d'Esculape fut admis à Rome (1), on lui bâtit

(1) L'an 350 de la fondation de Rome, dix députés, sur le
conseil de l'oracle, allèrent chercher Esculape à Epidaure pour
délivrer la ville de la peste. Ils revinrent avec un serpent qui
était sorti de la statue du dieu; mais en route le reptile
s'échappa du navire, remonta le Tibre et se glissa dans une
île formée par cette rivière. Ce fut l'endroit que les députés
choisirent pour bâtir un temple au dieu de la médecine, et la
peste cessa aussitôt. Voilà ce que raconte la légende.

Pline insinue que les Romains construisirent ce temple en
dehors de la ville par crainte des médecins; mais l'appréciation
de Plutarque est plus naturelle : cet auteur dit que le temple
d'Esculape était, comme à Épidaure, placé à la campagne pour
donner aux malades qui venaient y coucher un air plus sain
qu'à l'intérieur des villes. Quant au choix d'une île pour la
construction du temple, Festus l'explique en disant que le
voisinage de l'eau était regardé comme très salutaire pour les
malades.

d'abord un temple hors de la ville, puis dans une île, et que lorsqu'on chassa d'Italie les Grecs, longtemps après Caton, les médecins y furent spécialement compris. Mon objet n'est donc ici que d'achever l'ouvrage de nos pères, en mettant mes concitoyens en état de se passer de médecins (1).

*
* *

PLINIUS VALERIANUS (2)

—

Sur la Médecine

PRÉFACE

Dans mes voyages, il m'est souvent arrivé à propos de quelque mal survenu, soit à moi, soit à l'un de mes domestiques, de reconnaître la mauvaise foi des médecins. Les uns me vendaient, pour un prix énorme, des remèdes à bon marché; les autres, par cupidité, se chargeaient de traiter un mal auquel ils n'entendaient rien. Certains pratiquaient une autre espèce de vol: des indis-

(1) Il serait fastidieux de donner les innombrables recettes que son esprit chagrin voulait substituer à celles des médecins qu'il accuse sans cesse. C'est un fatras d'absurdités, de remèdes de bonne femme auxquels la superstition et la magie sont souvent mêlés. Car s'il est un reproche que mérite Pline, c'est précisément celui qu'il vient d'adresser aux médecins : il accepte les contes les plus puérils, les observations les plus fabuleuses sans les contrôler et souvent aussi sans les comprendre.

(2) Ce nom est sans doute le pseudonyme d'un auteur qui, sous le titre de *Re Medicâ,* a réuni les remèdes indiqués par Pline l'Ancien dans la partie de son ouvrage consacrée à la médecine.

positions qui pouvaient être guéries en quelques jours, ou même en quelques heures, ils les traînaient en longueur (1); ainsi, les malades devenaient pour eux un revenu, et le médecin était plus à redouter que la maladie. Aussi, ma-t-il semblé nécessaire de réunir un certain nombre de recettes et d'en dresser la liste, afin d'éviter partout où j'irais, les pièges de ce genre, et de me mettre en voyage avec l'assurance qu'en cas d'indisposition, les médecins ne tireraient pas un revenu de ma personne et ne profiteraient pas de l'occasion pour s'enrichir.

*
* *

QUINTILIEN (42-120)

—

Les grandes Déclamations [2]

HUITIESME. — LES IUMEAUX MALADES

SUJET : *Deux Iumeaux qui avoient pere et mere tomberent malades. Les medecins estant consultez, dirent que c'estoit une mesme maladie; et comme tous les autres en desesperoient, il y en eust un qui promit de guerir l'un des freres; pourveu qu'on lui permit d'en ouvrir l'autre, et de voir dans ses entrailles. Du consentement du pere il en ouvrit un, l'autre estant guery. La mere accuse le pere de mauvais traittement.*

POUR LA MÈRE CONTRE LE PÈRE

... Maintenant, elle ne peut pas resister à son

(1) Erreur encore très répandue dans le public.
(2) Traduction du sieur du Teil, 1658.

déplaisir; elle est inconsolable, lorsqu'elle songe qu'elle a perdu un fils qui pouvoit estre conservé. Elle ne sçauroit se persuader que sa maladie fût mortelle, puisqu'on a découvert en luy les moyens de rendre la santé à un autre. Quelque raison que puisse alleguer ce cruel vieillard pour couvrir son parricide par la crainte d'un plus grand malheur, ie n'en trouve point à soustenir qu'ils seroient tous deux morts, puisque nous n'avons perdu que celuy qui a esté tué... Un pere qui tuë son fils, ne peut pas dire qu'il l'ait perdu. Il se console en disant qu'il a fait beaucoup d'en conserver un. Mais la condition de la mere est differente, elle n'adjousta point de foy aux promesses du médecin, et ne voulut iamais consentir à une operation si funeste... Le pere vous doit sembler aussi criminel que s'il les avoit tués tous deux, puisqu'il les abandonna tous deux au choix du medecin, et qu'il a donné la vie de l'un au hazard de sauver celle de l'autre.

... Qu'importe que les medecins soient tombez d'accord qu'ils en devoient mourrir l'un et l'autre, puisque c'estoit une mesme maladie?

L'evenement a fait voir qu'ils se trompoient; nous n'avons neantmoins pas sujet de nous plaindre de leurs advis, ayant desesperé de leur santé, ils les abandonnerent à nostre conduite. C'est une simplicité innocente que de desesperer du mal, quand on n'en connoist pas les remedes. I'aime bien mieux cette ignorance; et si les premiers medecins sçavoient celuy dont on s'est servy, ie les loüe infiniment de ne l'avoir pas voulu dire. Mais enfin, pour vous prouver qu'ils s'abusoient, ils iugerent incurable le mal, dont un autre a trouvé le remede, au moins si nous en croyons le pere. Car, Messieurs, soit que le dernier ait voulu couvrir son ignorance par sa vanité, ou qu'il ait voulu passer pour plus habile que les autres, en proposant quelque chose de nouveau, il crût que le plus seur estoit de promettre la guerison de l'un de nos enfans par un remede que personne ne devoit iamais experimenter : Il advoüa qu'il ne connoissoit pas la cause de leur mal, mais qu'il en sauveroit un, pourveu qu'on luy permist d'égorger l'autre, de l'ouvrir, et de considérer ses entrailles. Iugez, Messieurs, si la piété et le soin qu'un pere doit avoir pour ses enfans s'en devoit rapporter à cet homme là, qui promettoit le remede à un mal qu'il ne connoissoit pas ; et pour vous monstrer que le pere n'a point agy par un mouvement d'affection, il n'en dit rien à la mere. Il ne prit point conseil de ses parens, ny de ses amis ; mais se contentant de la persuasion du medecin et de la sienne, il eust bien le cœur de choisir l'un des ses enfans pour le destiner à la mort ; ce qui est encore plus cruel que s'il l'avoit tué luy-mesme. Que ce parricide nous die maintenant pourquoy dans son désespoir a-t-il plustost choisi l'un que l'autre, puis que leur maladie estoit si semblable? S'il estoit indifférent au medecin de tuer l'un ou l'autre, on trouvera qu'ils pouvoient vivre tous deux; et s'il ne l'estoit pas, on trouvera que ce n'estoit pas la mesme maladie. Tout le monde se peut aisément imaginer quelle fut cette operation dans laquelle le medecin cherchoit le remede d'un jeune homme par la mort d'un autre. Ie sçay bien que si ie raconte les douleurs qu'on lui fit souffrir, ie renouvelleray celles de la mere. Il faut toutes fois que ie vous représente en peu de mots l'excez d'une longue cruauté. La mort fut la plus legere de toutes les peines qu'il endura. Qu'il ne s'excuse point par le succez de cette operation, et qu'il ne se vante point d'avoir guery l'un des freres. Il est bien asseuré que le medecin en a tué l'un; mais il est fort incertain qu'il ait guery l'autre. Cette pauvre mere affligée redouble ses plaintes et demande à son mary et au medecin, ce cher dépost qu'elle leur avoit confié. Voila, dit-elle, celuy que vous m'avez laissé; voila cet incurable dont la mort, à ce que vous disiez, estoit infaillible; voila celuy que vous aviez abandonné à la volonté du medecin, qui l'auroit tué s'il avoit voulu. Vous voyez comme les vœux d'une bonne mere ont esté exaucez, et comme mes soins ont reüssy. Après l'avoir long-temps pressé contre mon sein, pour rappeler la chaleur naturelle; après l'avoir r'animé par mes baisers, après l'avoir excité par mes plaintes, luy avoir déguisé et promis beaucoup de choses; surtout après luy avoir asseuré que son frere estoit guery, il s'efforça de vivre, et revint en convalescence. Ie ne veux point faire icy parade de ma piété, ie ne veux point m'attribuer le succez de sa guerison. Voulez-vous sçavoir en peu de mots comment il est guery? c'est par la mesme voye qu'ils le pouvoient estre tous deux.

... Ce pere denaturé tasche d'excuser sa temerité sur consentement des medecins qui iugeoient le mal incurable. Laissons sa cruauté, pour nous plaindre au nom de tous les hommes des gens de cette profession, qui n'est establie que sur nostre crainte. Le destin gouverne les affaires du monde, c'est luy qui nous donne la vie, le mal, la santé, la mort. La medecine ne fait autre chose que de nous flatter d'une vaine esperance; qu'elle nous abandonne, ou qu'elle nous secoure, tout cela est indifferent. Si nous considerons les premiers hommes qui estoient si robustes et si vigoureux, nous trouverons qu'ils ne se servoient point des medecins, et qu'ils ne laissoient pas de guerir leurs playes et leurs maladies, non pas par de vaines subtilitez, mais par des observations et par l'experience de semblables evenemens. Ce n'est pas la medecine qui guerit, mais tout ce qui guerit s'appelle medecine. N'est-ce pas une chose insupportable, que cet art que l'on dit qui a esté inventé pour la conservation de la vie, s'attribuë insolemment la prevoyance de l'avenir, qu'il annonce la mort, et que ne pouvant pas apporter de remède à nos maux, il veüille s'authoriser par l'ignorance?

Quoy, faut-il abandonner un homme qui respire, qui parle, qui connoist, comme si c'estoit un corps privé de sentiments? et faut-il croire que nostre vie ait les mesmes bornes qu'une science si trompeuse et si mal asseurée?... Il y a de l'injustice de croire qu'une maladie fort incurable, parce que la medecine n'en connoist pas le remede, et de vouloir rendre les destins coupables de la foiblesse de nostre esprit. Il n'y a rien de plus important pour tous les hommes, que de faire durer l'esperance autant que la vie. C'est pour cela que l'on retarde les funerailles et que nous les faisons avec des cris et des larmes. Il ne faut pas mesme croire si legerement à la mort. On en voit revenir du tombeau, les uns ont esté gueris par une heureuse négligence, les autres par la temerité du desespoir, et par des choses qui en apparence leur devoient estre mortelles. Quand la medecine auroit la connoissance de la maladie, et qu'elle ordonneroit des remedes salutaires, comment peut-elle discerner les qualitez differentes que la nature a mis dans le cœur et dans les entrailles d'un chacun? Nos corps ne sont pas si differens dans l'exterieur, comme ils le sont au-dedans... Messieurs, ie vous laisse à iuger si on devoit adjouster foy aux medecins qui desesperoient de la vie de ces deux malades, leur opinion s'est trouvée fausse en celuy qui en est eschappé, et en celuy qui n'est pas mort de sa maladie... Les medecins, dit-il, en avoient desesperé. Qu'importe, il ne les faloit pas en croire... Quoy, tu adjoustes foy aux paroles des medecins, qu'un autre accuse d'ignorance et de mensonge et ensuite tu te laisses emporter à la persuasion d'un seul contre tous les autres?

... Mais, Messieurs, iugez un peu de l'incertitude de la medecine. Voila un de ces maistres qui confesse ingenuëment qu'il ne connoist pas la maladie, et toutesfois il promet un remede, qui ne devoit pas mesme estre permis, quand il en auroit eü une parfaite connoissance. I'en tuëray l'un, dit-il, et ie gueriray l'autre. Souviens-toy, pere barbare, qu'il ne promet de guerir, qu'après avoir tué... Penses-tu que ce soit un secret de l'art qu'il te propose, parce qu'il parle obscurement, et qu'il couvre son inexperience? Comment pourra-t-on sçavoir si un homme que l'on assassine fut mort de sa maladie? Il t'avouë qu'il ne la connoist pas. Apres cela, tu ne devois pas seulement mettre en usage le moindre de ses remedes. Mais, dit-il, si vous me permettez d'ouvrir les entrailles de l'un de vos enfans, et d'en faire la dissection, peut-estre trouveray-je quelque remede pour l'autre. Certes, Messieurs, ces paroles douteuses rendent en quelque façon ce medecin excusable, il ne s'imaginoit pas qu'on adjoustat foy à une proposition si estrange... Je soustiens au nom de tout le genre humain, que cette sorte de remede ne doit point estre receue. Nous sommes entierement perdus, si nous avons besoin de la mort d'un

homme pour en sauver un autre; et si la medecine destruit autant qu'elle conserve, nous
n'avons pas sujet de rechercher la santé. Un
homme n'est-il pas insuportable, de demander à
voir dans le corps d'un autre, pour y trouver
des remèdes salutaires? Ne peut-on pas con-
noistre les maladies qu'à ce prix-là?

Cependant on taschoit de le fortifier par des
potions cordiales, on l'entretenoit de discours,
on luy arrestoit le sang, on luy remettoit les
entrailles, et on luy refermoit les ouvertures
qu'on lui avoit faites. Iamais homme n'a souffert
de pareilles inventions de la cruauté; on le tua,
comme si on l'eust voulu guerir. Iugez maintenant s'il ne pouvoit pas vivre par les remèdes
ordinaires, puisqu'il a mesme si long-temps
vescu durant qu'on le tuoit. Vous croyez peut
estre que le medecin ne chercha pas pour lors
que les causes de la maladie, il chercha à s'ins-
truire dans tout ce qu'il ne sçavoit pas, et se
servant d'une occasion si rare, il en voulut
profiter en toutes manieres. O Dieux immortels,
combien ce ieune homme avoit-il de force, de
sang et de vie, puis qu'il supporta le cours d'une
si longue operation? Il eut de la peine à mourir,
et son ame luy fut arrachée par les tourmens.
Vous croyriez peut-estre qu'on trouva la cause
de son mal? on trouva qu'il en pouvoit eschap-
per. Toutesfois ce pere a sujet de se glorifier de
son invention; il peut se vanter à tout le monde,
qu'il a rendu un medecin plus homme de bien

qu'un parricide. Messieurs, quand ie fay reflexion sur les deux freres, il me semble de voir d'un costé un pauvre languissant, qui loin d'avoir esté traitté par des mains salutaires, et selon les regles d'un art qui a esté inventé pour la vie, vient de saouler la faim des bestes et des oÿseaux; et de l'autre, un homme qui reprend de nouvelles forces, et qui se remet de iour en iour.

Voulez-vous sçavoir d'où vient une si grande difference? C'est que le pere a pris soin de l'autre, et la mere de celuy-cy, qui avoit de l'aversion pour les remedes.

... O Medecin, que ton imposture paroist visiblement touchant ce malade! Non, non, il ne seroit pas mort de cette maladie, puis que la mort mesme de son frere ne l'a pas tué. O cruel vieillard, comment oze-tu regarder ce visage? c'est le visage de ton fils qui est guery, nonobstant toutes les conjectures des médecins...

*
* *

JUVÉNAL (42-125)

—

Satires

SAT. X

Præterea minimus, gelido jam in corpore, sanguis
Febre calet sola ; circumsilit agmine facto
Morborum omne genus. Quorum si nomina quæras,
Promptius expediam quot amaverit Hippia mœchos,

Quot Themison ægros autumno occiderit uno,
Quot Basilus socios, quot circumscripserit Hirrus
Pupillos, quot longa viros exsorbeat uno
Maura die, quot discipulos inclinet Hamillus.

La fièvre seule peut redonner quelque chaleur au reste de sang qui circule dans ses veines glacées; tous les genres de maladies l'assaillent en foule. S'il m'en fallait donner la liste, j'aurais plustôt fini de compter les amants d'Hippia, les malades dépêchés par Thémison (1) en un seul automne, les alliés dépouillés par Basilus, les pupilles circonvenus par Hirrus, les hommes qu'a épuisés en un jour l'infatigable Maura, les disciples courbés par Hamillus.

** **

MARTIAL (43-104)

—

Épigrammes

Liv. I, Ép. 31. — CONTRE LE MÉDECIN DIAULUS (2)

Chirurgus fuerat, nunc est vespillo Diaulus :
Cœpit, quo poterat, clinicus esse modo.

(1) Thémison, de Laodicée, vivait du temps de Pompée; il fonda la secte appelée méthodique.

(2) La pointe de cette épigramme est impossible à rendre dans la traduction : elle repose sur l'équivoque de l'étymologie de *clinicus,* qui vient de κλίνη, signifiant un lit ou une bière.

Diaulus était chirurgien; il s'est fait fossoyeur. Il
n'avait que ce moyen d'être utile à ses malades.

Imitations.

Roch, jadis médecin, aujourd'hui fossoyeur,
    Maintenant étend dans la bière
Tous ceux qu'il étendait sur un lit de douleur ;
C'est bien là, jusqu'au bout, poursuivre son affaire.

C. Dubos.

    Gros assassin, paveur de cimetière,
Tu veux, de médecin, te faire apothicaire :
    Contre la pauvre humanité
C'est être, à mon avis, diablement entêté.
    A tes desseins tout est contraire,
    Pharmacopoles, magistrats...
Puisque ton but est de nous mettre en terre,
Fais-toi bedeau, tu nous y conduiras.

E. T. S.

    Robin a quitté le débit
    De la doctrine d'Hippocrate.
    Le voici paré d'un habit
    Où l'or brille sur l'écarlate.

    Il fuit l'art qu'il a pratiqué,
    Dont la fin n'est guères certaine ;
    Et ce médecin défroqué
    Va s'ériger en capitaine.

    Ce n'est pas qu'il veuille ternir
    La vaillance de nos Alcides :
    Mais c'est qu'il veut à l'avenir
    Ne faire plus tant d'homicides.

Maynard.

Liv. I, Ép. 48. — CONTRE DIAULUS

Nuper erat medicus, nunc est vespillo Diaulus :
Quod vespillo facit, fecerat et medicus.

Diaulus était hier médecin ; il est fossoyeur aujourd'hui : ce n'est pas avoir changé de métier.

Imitations.

Roch, jadis médecin, met en terre les morts :
Ce qu'il fait aujourd'hui, Roch le faisait alors.

C. Dubos.

Sais-tu bien que messire André
De médecin est devenu curé ?
Tu ris de la métamorphose :
Médecin et curé sont pour lui même chose.
Ces deux emplois sont fort peu différents ;
Il croit qu'après avoir fait mourir plus de gens
Que la faim, la peste et la guerre,
Il est juste qu'il les enterre.

Jonquet.

Macroton, jadis médecin,
Ne trouvant désormais personne
Assez fou pour vouloir d'un pareil assassin,
Et pressé d'ailleurs par la faim,
Abandonne, dit-on, un art qui l'abandonne.
N'espérez pas pourtant échapper de sa main ;
Malade ou couché dans la bière,
Il y faudra passer d'une ou d'autre manière.
Pour conserver toujours quelques droits sur les corps,
Au défaut des vivants il veut servir les morts :
Le voilà devenu corbeau de cimetière,

Et, comme auparavant, l'effroi de son quartier ;
On le fuit, partout on l'abhorre.
Il enterrait les gens, il les enterre encore :
    Il n'a pas changé de métier.

DUCERCEAU.

Paul, jadis médecin, fossoyeur aujourd'hui,
Veut toujours que les gens soit enterrés par lui.

CH. SAINT-AMAND.

Paul, ce grand médecin, l'effroi de son quartier,
Qui causa plus de maux que la peste et la guerre,
Est curé maintenant, et met les gens en terre :
    Il n'a pas changé de métier.

BOILEAU.

    Il était médecin naguère ;
    Aujourd'hui, nuitamment,
    Il met le monde en terre :
Ce qu'il fit médecin, il le fait maintenant.

BOURIAUD.

—

Liv. V, Ép. 9. — CONTRE LE MÉDECIN SYMMACHUS

Languebam : sed tu comitatus protinùs ad me
    Venisti centum, Symmache, discipulis.
Centum me tetigere manus Aquilone gelatæ.
    Non habui febrem, Symmache : nunc habeo.

J'étais indisposé : tu vins aussitôt à mon secours,
Symmachus, accompagné de cent de tes disciples.
Cent mains glacées se promenèrent sur mon corps. Je

6.

n'avais point alors de fièvre, Symmachus, aujourd'hui elle me brûle les veines.

Imitations.

J'étais étendu sur ma chaise,
Éprouvant un léger malaise ;
Arrive le docteur Clément
Que suit, en marchant à la file,
D'élèves tout un régiment.
Il faisait froid : la troupe auprès de moi défile,
M'interrogeant l'artère avec un doigt zélé ;
Je n'avais pas la fièvre, et maintenant je l'ai.

C. Dubos.

J'étais dans quelque incertitude
Si·ma fièvre viendrait ou non,
Lorsque le médecin Purgon
M'a su tirer d'inquiétude.
Il faisait un froid pénétrant :
L'habile homme, tout en entrant,
M'a touché de sa main glacée.
Ami, je suis hors d'embarras ;
Ma fièvre, qui ne venait pas,
Dans ce moment s'est avancée.

La Monnoye.

De cent disciples escorté
Qu'on voit en tous lieux à ta suite,
Hier, tu me rendis visite,
Pour savoir, disais-tu, l'état de ma santé :
Par ton ordre, cent mains, plus froides que la glace,
Me tâtèrent le pouls fort méthodiquement.
Mon cher Purgon, je t'en rends grâce ;
Je n'avais pas la fièvre, et je l'ai maintenant.

S.-F. Bertrand.

J'étais indisposé, mais je ne souffrais guère :
   Chez moi Purgon arrive incontinent.
Il me tâte le pouls, me presse un peu l'artère :
Je n'avais point la fièvre, et je l'ai maintenant.

M. SAINT-JUST.

Je languissais, docteur, mais tu vins à l'instant :
Je n'avais pas la fièvre, et je l'ai maintenant.

BOURIAUD.

   A Montpellier, école favorite
   De Galien, j'étais tout languissant :
   Quand Barbeyrac vint me rendre visite,
   Que d'écoliers suivait un demi-cent.
   L'un me disait, ce pouls est capricant;
   L'autre, il est dur; tous m'ont touché l'artère
   Avec des mains froides comme glaçon :
   Fièvre n'avais en aucune façon.
   Or m'est le maître à présent nécessaire;
   Ses écoliers m'ont donné le frisson.

DE SÉNECÉ.

   Je n'avais point de mal pressant,
   Je n'étais qu'un peu languissant;
   Mais, aussitôt que dans ma chambre,
Avec cent écoliers, vous avez mis le pié,
   Mon mal s'est accru de moitié :
   Car, au plus grand froid de décembre,
En me touchant le pouls ils m'ont si bien gelé,
   Qu'ils m'en ont fait prendre la chèvre.
   Aussi je n'ai point eu de fièvre,
Mais, Symmach, à présent, je sens bien que je l'ai.

DUFOUR.

J'avais très peu dormi, mais, sans être malade,
J'éprouvais du malaise, hier, à mon réveil.
Soudain quatre docteurs, en lugubre appareil,
Du lit où je gisais font, en corps, l'escalade.
De ses ongles glacés l'un prend mon avant-bras ;
L'autre sur mon nombril promène une main froide ;
Dans ma bouche un troisième enfonce ses doigts gras,
Veut savoir si ma langue est souple, sèche ou roide ;
Un quatrième écrit le récipé formel
De casse, de séné, d'anis, de lait de chèvre.
Avant d'avoir subi cet examen mortel,
J'étais assez tranquille, aujourd'hui j'ai la fièvre.

E.-T. Simon.

J'étais dessus mon lit, couché nonchalamment ;
Le médecin Symmaque arrive incontinent.
Ses disciples nombreux, imitant son audace,
Portent sur moi des mains plus froides que la glace,
Et me tâtent le pouls alternativement.
Je n'avais pas la fièvre, et je l'ai maintenant.

Péricaud.

J'avais gardé le lit ; la plus noire cohorte,
Vingt suppôts d'Esculape ont assiégé ma porte.
Autour de mon chevet les voilà rangés tous.
Plus glacés que la mort, l'un me tâte le pouls,
L'un parle de saigner, l'autre ordonne un remède.
Messieurs, en vérité, grand merci de votre aide ;
Je n'avais pas la fièvre, et je l'ai, grâce à vous.

Kérivalant.

Liv. VI, Ép. 53. — CONTRE HERMOCRATE.

Lotus nobiscum est hilaris, cænavit et idem ;
Inventus mane est mortuus Andragoras.
Tam subitæ mortis causam, Faustine, requiris ?
Insomnis medicum viderat Hermocratem.

Il s'est baigné avec nous, il a soupé gaiement, et ce matin, on l'a trouvé mort dans son lit. Vous me demandez, Faustinus, ce qui a pu causer cette mort foudroyante? Il aura vu en songe le médecin Hermocrate!

Imitations.

Nous avions pris ensemble un bain
Suivi d'un repas assez fin.
Le cœur joyeux, le corps bien sain,
Nous nous quittons. Le lendemain
J'apprends, non sans un vif chagrin,
Que notre convive Germain
Dans son lit vient, par un voisin,
D'être trouvé mort le matin.
Longtemps je me demande en vain
D'où vient un trépas si soudain :
Je crois le deviner enfin :
En rêvant, le pauvre Germain
Aura cru voir son médecin.

C. Dubos.

Après avoir dîné d'un fort bon appétit,
Hier il se coucha, sain de corps et d'esprit.
    Il n'est plus. — Qui? — Le jeune Orose!
    Lui-même; il est mort ce matin.
— D'un trépas si soudain, connaissez-vous la cause?
— En songe il avait vu, dit-on, son médecin.

L. Damin.

Hill, bien portant et gai, nous fit visite hier,
Et mort on l'a trouvé dans son lit ce matin.
Tu veux savoir pourquoi cette mort si subite?
Le malheureux en songe a vu son médecin.

Pommereul.

Mondor, hier au soir, se portant à merveille,
Va se coucher; aussitôt il sommeille.
On l'a trouvé mort ce matin.
Sur cet événement on cause.
Moi seul j'ai deviné la cause
D'une si prompte et si terrible fin.
La nuit est, comme on sait, le règne du mensonge.
Mondor aura cru, dans un songe,
Apercevoir son médecin.

MÉNARD SAINT-JUST.

Il soupe hier chez moi, d'une gaîté charmante,
On le trouve mort ce matin :
D'où vient cette mort surprenante?...
En songe il avait vu Fuscus, son médecin.

BOURIAUD.

Guillaume n'était point malade,
Il soupa de bon appétit,
Et fit sur le rempart deux tours de promenade;
On l'a trouvé pourtant raide mort dans son lit.
Est-ce apoplexie? est-ce peste?
Est-ce un coup de quelque assassin?
Hélas! non; qu'est-ce donc? c'est un songe funeste
Qui lui fit voir son médecin.

DE SÉNECÉ.

Lise, hier soir, se portait à merveille :
Au bal d'Ismène on l'avait vu danser.
Chacun vantait sa grâce non pareille,
Ses pas légers, sa souplesse à valser.
Des plaisirs purs, Lise, discrète amie,
En usait bien, n'en abusait jamais;
Et dans son lit, de bonne heure endormie,
D'un sommeil doux semblait jouir en paix.
Mais trop longtemps ce sommeil se prolonge...

Que dis-je?... Lise a terminé son sort;
Ce doux sommeil est celui de la mort.
Lise expira victime d'un mensonge :
Elle avait vu son médecin en songe.

E.-T. Simon.

Hier, Paulin soupa de fort bon appétit,
On l'a trouvé mort dans son lit.
Des causes d'une mort si prompte
On raisonne diversement;
Pour moi, je juge qu'en dormant
Paulin aura cru voir le médecin Oronte.

S.-F. Bertrand.

Hier soir, ce n'est point un mensonge,
Paul se coucha gaillard et sain :
On l'a trouvé mort ce matin...
N'est-ce pas qu'il aurait, en songe,
Vu Robineau, le médecin?

La Monnoye.

—

Liv. VI, Ép. 81. — CONTRE CHARIDÊME

Uxorem, Charidème, tuam scis ipse, sinisque
A medico futui : vis sine febre mori.

Ton médecin est l'amant déclaré de ta femme : tu ne l'ignores point, Charidême, et tu le souffres. Tu veux donc mourir sans fièvre (1).

(1) C'est-à-dire, tu seras empoisonné. D'autres commentateurs pensent que cela veut plutôt dire : tu ne veux pas être malade, être soigné gratis.

Imitations.

Un médecin, toi sachant,
Va ta femme chevauchant :
Je crois que tu as envie
De mourir sans maladie.

T.-S. DES ACCORDS.

Tu sais que ta femme, Guillot,
D'un médecin qui n'est pas sot,
Reçoit mainte amoureuse œillade :
Tu le sais et tu n'en dis rien.
Guillot, tu cherches le moyen
De mourir sans être malade.

LA MONNOYE.

Tu sais et tu permets, sans en prendre la chèvre (1),
Que ta femme se laisse aller au médecin :
Mais je sais bien à quelle fin ;
C'est que tu veux mourir sans fièvre.

DUFOUR.

Le jeune médecin Fleurant
Devient tous les jours à la mode.
Pour les maris il est très complaisant,
Et pour les femmes très commode.

D. DE LA TOUCHE.

(1) *Prendre la chèvre,* veut dire sans se fâcher de rien.

Un jeune médecin voit beaucoup ton épouse,
Tu le sais, le permets, et, d'humeur peu jalouse,
N'aperçois en cela nul mal à prévenir :
De la fièvre, il est vrai, tu ne veux pas mourir.

. POMMEREUL.

Liv. VII, Ép. 74. — CONTRE UN MAUVAIS
MÉDECIN

Hoplomachus nunc es ; fueras ophthalmicus ante :
  Fecisti medicus, quod facis hoplomachus.

Vous étiez ophtalmiste ; vous voilà gladiateur : le
glaive ou le bistouri à la main, vous arrivez toujours
au même but.

Imitations.

Las d'exercer la médecine,
Pancrace a levé des soldats,
Et la gloire qui le domine
Le fait marcher aux Pays-Bas ;
Il jure d'y faire main basse
Et d'être un homme sans quartier :
C'est ce que pratiquait le médecin Pancrace,
Il a changé d'habit plutôt que de métier.

DE SÉNECÉ.

De méchant médecin, Clitandre
Est devenu bon spadassin,
Et, soldat, il fait dans la Flandre
Ce qu'en France il fit médecin.

LA MONNOYE.

7

Médecin autrefois, aujourd'hui spadassin,
Paul, tu n'as pas quitté ton métier d'assassin.

C. DUBOS.

Jadis gladiateur, aujourd'hui médecin,
Rufus n'a pas quitté son métier d'assassin.

ÉLOI JOHANNEAU.

Liv. IX, Ép. 91. — SUR HIPPOCRATE

Santonica medicata dedit mihi pocula virga,
  Os hominis! mulsum me rogat Hippocrates.
Tam stupidus, nunquàm nec tu, puto, Glauce, fuisti,
  Chalcea donanti Chrysea qui dederas.
Dulce aliquis munus pro munere poscit amaro?
  Accipiat, sed si potat in elleboro.

Hippocrate m'a donné une potion empoisonnée avec l'herbe de la Saintonge. L'impertinent! il me demande en échange du vin miellé! Tu ne fus jamais aussi stupide, à ce que je crois, Glaucus, lorsque, pour les armes d'or que tu donnais, on te rendit des armes d'airain. Demander une douce faveur pour un présent amer! J'y consens cependant; mais qu'il boive mon vin dans un mélange d'ellébore.

Imitation.

Paul, qui vient de m'empoisonner
D'un gros flacon d'absinthe amère,
S'attend que je vais lui donner
De vin doux une pleine aiguière.

Y'pense-t-il, le médecin?
Et me croit-il donc si peu fin
Que, comme le Glaucus d'Homère,
J'échange, afin de lui complaire,
De l'or pur contre de l'airain ?
Pour des bonbons du chicotin,
Et pour du nectar de l'eau claire ?
Le singulier troc que voilà !
Mais pourtant j'y consens encore,
A condition qu'il boira,
Mon vin mélangé d'ellébore.

C. Dubos.

Liv. IX, Ép. 92. — SUR HÉRODÈS

Clinicus Herodes trullam subduxerat ægro :
Deprensus dixit : Stulte, quid ergo bibis ?

Le médecin Hérodès avait volé le gobelet d'un de ses malades; pris sur le fait par celui-ci : Imbécile, lui dit-il, que buvez-vous là (1)?

Imitations.

Un médecin volait une tasse d'argent.
Pris sur le fait, sans perdre contenance,
Il dit à son malade : Osez-vous, imprudent,
Boire ainsi sans mon ordonnance?

C. Dubos.

(1) C'est-à-dire, qu'osez-vous boire ainsi sans mon ordonnance?

Chez son malade un médecin,
D'une coupe d'argent avait nanti ses poches ;
Mais on s'aperçut du larcin ;
Et comme on l'accablait des plus sanglants reproches :
Messieurs, dit-il, vous avez tort ;
Un mot suffit pour ma défense,
Je voulais sauver de la mort
Ce malheureux qui boit contre mon ordonnance.

BACH.

Un jour le médecin Terrade,
A prendre un peu trop diligent,
Dérobait un flacon d'argent
Sur la table de son malade.
Lorsque celui-ci l'aperçut,
Voici comme le drôle sut
Finement se tirer d'affaire :
Je l'ôte, dit-il, tout exprès ;
Vous alliez boire avant l'accès,
Et rien ne vous est si contraire.

LA MONNOYE.

—

Liv. X, Ép. 77. — CONTRE LE MÉDECIN CARUS

Nequius a Caro nihil unquam, Maxime, factum est,
Quam quod febre perit : fecit et illa nefas.
Sæva nocens febris saltem quartana fuisset !
Servari medico debuit illa suo.

Une fièvre aiguë, continue, a tué Carus, ô Maxime !
Quel malheur ! Cruelle fièvre ! Que n'était-elle quarte ?
Carus eût bien su la prolonger.

Imitations.

L'apothicaire Bastien
Meurt d'une fièvre violente :
C'est dommage ; il méritait bien
De mourir d'une fièvre lente.

La Monnoye.

Carus est mort, Maxime ; une fièvre inhumaine
Nous l'a ravi dans moins d'une huitaine.
Pauvre Carus ! de grand cœur je te plains.
Ah ! si ta fièvre tierce avait été quartaine,
Tu t'en disais le médecin
Et tu ne serais mort du moins que de ta main.

C. Dubos.

—

Liv. XI, Ép. 29.— SUR UN MÉDECIN PHRÉNÉTIQUE

Invasit medicus sica phreneticus Eucli,
Et præcidit Hylan. Hic, puto, sanus erat.

Un médecin, dans un accès de frénésie, se saisit
d'Hylas, le mignon d'Euclius, et le transperça de son...
Ce malade là se portait assez bien, j'imagine.

Imitations.

Le médecin Boerhave traitait
Le beau Saint-Far, soupçonné de folie ;
Mais du docteur la jeune femme était
Vive, piquante, amoureuse et jolie.
Saint-Far la voit, pousse sa pointe et plait.
Mon cher docteur, ceci me persuade
Que le souffrant n'était pas trop malade.

E.-T. Simon.

Saisi d'un transport frénétique,
Roc a battu son médecin.
On lui présente l'émétique,
Il demande, lui, de bon vin.
L'autre jour, d'une main friponne,
A la belle et jeune Simonne
Il touchait gaîment le genou.
Faut-il là-dessus qu'on le lie?
S'il n'a point d'autre folie,
Je ne le trouve pas trop fou.

La Monnoye.

*
* *

TACITE (né vers l'an 50)

—

Annales

Liv. XIV. — EMPOISONNEMENT DE DRUSUS ÉPOUX DE LIVIE

Séjan mit du complot Eudémus, ami et médecin de Livie, lequel, sous prétexte de son art, la voyait en secret (1). Il avait de sa femme Apicata, trois enfants; il la répudia, pour ôter à sa rivale tout ombrage... Cet Eudémus faisait

(1) Quelques auteurs ont conclu de ce passage qu'Eudème était l'amant de Livie, comme le médecin Vectius Valens était celui de Messaline, femme de Claude.

parade de beaucoup de remèdes secrets pour paraître plus habile dans son art (1).

EMPOISONNEMENT DE CLAUDE

... Les historiens de ce temps ont rapporté, tant les choses ont été bien éclaircies depuis, que le poison fut mis dans des morilles, ce mets si délicieux, et que le prince ne s'aperçut pas sur-le-champ qu'il était empoisonné, soit stupidité, soit parce qu'il était ivre. D'ailleurs, une évacuation qui survint, semblait l'avoir sauvé. Agrippine, saisie d'effroi, et du moment où il y allait de sa vie, bravant les rumeurs, recourut au médecin Xénophon, qu'elle avait pris soin déjà de mettre dans son secret. Celui-ci, sous prétexte d'aider le vomissement, enfonça, à ce qu'on croit, dans le gosier de Claude une plume imprégnée d'uu poison subtil, n'ignorant pas que les risques sont à ébaucher les grands crimes et que l'on gagne à les consommer (2).

---

(1) Le crime fut découvert huit ans après et Eudème périt dans les tourments avec ses complices.

(2) Caïus Stertinius Xénophon nous semble bien innocent de la mort de Claude ; il a fait son office de médecin en cherchant à combattre l'empoisonnement de son maître par un vomissement provoqué à l'aide des barbes d'une plume. Cette accusation nous paraît d'autant moins fondée que Claude avait son médecin en haute estime et, qu'en son honneur, il obligea le Sénat à promulguer un édit qui exemptait, à perpétuité, de tout impôt les habitants de l'île de Cos, sa patrie.

* *
*

SUÉTONE (vers l'an 65)

—

Histoire des douze Césars [1]

NÉRON

La mort de sa tante suivit de près le meurtre d'Agrippine. Elle était malade d'une irritation d'entrailles : il alla la voir; et cette femme, déjà très avancée en âge, lui touchant la barbe comme pour le caresser, lui dit : « Dès que j'aurai vu tomber cette barbe, j'aurai assez vécu. » Il dit, comme en plaisantant, à ceux qui étaient autour de lui, qu'il allait se la faire abattre sur-le-champ, et il ordonna au médecin de purger la malade excessivement.

... Dès lors, il immola indistinctement et sous toutes sortes de prétextes tous ceux dont il voulut se défaire... On ne donnait qu'une heure pour mourir à ceux qui étaient condamnés; et, pour qu'il n'y eût aucun délai, on leur envoyait avec leur arrêt de mort un médecin pour les *soigner,* selon son expression, c'est-à-dire pour leur couper les veines.

(1) Traduction de La Harpe.

*
* *

PÉTRONE (vers l'an 66)

—

Le Satyricon

CH. XLII

Que dirait-on, si Chrysanthe n'eût pas observé un régime sévère? Pendant cinq jours, il n'est pas entré dans sa bouche une goutte d'eau, pas une miette de pain, et cependant il s'en est allé! Mais il a eu un trop grand nombre de médecins, ou, plutôt, il a succombé à son mauvais destin : car un médecin ne peut que soulager l'esprit.

CH. XLVII

Excusez-moi, dit-il, mes amis; depuis plusieurs jours mon ventre ne fait pas bien ses fonctions, et les médecins n'y connaissent rien. Cependant, j'ai reçu quelque soulagement d'une infusion d'écorce de grenade et de sapin dans du vinaigre. J'espère toutefois que l'orage qui grondait dans mes entrailles va se calmer; autrement mon estomac retentirait d'un bruit semblable aux mugissements d'un taureau. Au reste, si

quelqu'un de vous éprouve un pareil besoin, il
aurait tort de se gêner : personne de nous n'est
exempt de cette infirmité. Pour moi, je ne crois
pas qu'il y ait un plus grand tourment que celui
de se contraindre en pareil cas (1). Jupiter lui-
même nous ordonnerait en vain cet effort.
Vous riez, Fortunata! vous dont les bruyantes
détonations m'empêchent toutes les nuits de
fermer l'œil. Jamais je n'ai empêché mes convives de prendre à table toutes les libertés qui
pouvaient les soulager. Les médecins défendent
aussi de se retenir.

CH. LVI

Quel est, selon vous, ajouta-t-il, le métier
le plus difficile de tous, après celui des lettres?
Pour moi, je pense que c'est la médecine et la
banque : en effet, le banquier, à travers l'argent,
sait découvrir l'alliage du cuivre : le médecin
sait ce que l'homme a dans ses entrailles, et
quand la fièvre doit se déclarer; ce qui ne
m'empêche pas de haïr ces docteurs qui me
prescrivent trop souvent le bouillon de canard.

(1) Suétone raconte que l'empereur Claude permit de se
soulager à sa table, parce qu'il avait appris qu'un de
ses convives avait été très incommodé pour s'être retenu devant lui.

* *

QUINTE-CURCE

—

Histoire d'Alexandre le Grand

Liv. I. — ARISTOTE SOUPÇONNÉ D'AVOIR EMPOISONNÉ ALEXANDRE (1)

Vers la fin de sa vie, Alexandre, le cœur enivré d'orgueil, commença à dédaigner son maître Aristote : depuis la mort de Callisthène surtout, il le présumait son ennemi, et croyait l'entendre, par vengeance plutôt que par sagesse, déclamer au milieu de son école contre cette ambition qui lui faisait regarder comme au-dessous de lui toute grandeur humaine. Ce qu'il y a de certain, c'est que peu de temps avant sa mort, comme Cassandre justifiait devant lui son père des accusations qu'on lui intentait : « Tu est venu, s'écria le roi, armé d'avance de de toutes les subtilités d'Aristote, pour opposer à de justes plaintes de trompeuses arguties; » puis il les menaça tous deux du plus terrible

(1) Littré a prouvé que la mort d'Alexandre devait être attribuée non au poison, mais à des accès de fièvre intermittente.

châtiment, s'il venait à découvrir la vérité de ce qu'on lui avait rapporté. Et son visage était si courroucé, que, longtemps après sa mort, Cassandre, qui était devenu maître de la Grèce, ayant par hasard jeté les yeux sur la statue d'Alexandre, placée dans le temple de Delphes, au souvenir du danger qu'il avait couru, frémit de tous ses membres. Cette circonstance, du reste, fit peser sur Aristote les soupçons les plus déshonorants : le bruit public l'accusa d'avoir caché dans la corne d'un cheval et fait passer à Babylone le poison que l'on croit avoir hâté la fin d'Alexandre.

Liv. III. — LE MÉDECIN PHILIPPE EST ACCUSÉ PAR PARMÉNION DE VOULOIR EMPOISONNER LE ROI.

Le roi, couvert de poussière et de sueur, se laissa inviter par la beauté des eaux du Cydnus à y baigner ses membres encore tout échauffés... Mais à peine y était-il entré, que ses membres, saisis d'un tremblement soudain, commencèrent à se raidir : bientôt la pâleur se répandit sur tout son corps, et la chaleur de la vie sembla l'avoir totalement abandonné. C'est dans cet état, voisin de la mort, que ses serviteurs le portent dans sa tente et l'y déposent privé de sentiment... Cependant la respiration commençait à être plus libre : le roi entr'ouvrait les yeux... Il fait appeler aussitôt amis et médecins tout ensemble : « Vous voyez, leur dit-il, dans quel état de mes affaires la fortune m'est venue surprendre... Ainsi donc Darius, lorsqu'il m'écrivait une lettre si superbe, était en intelligence avec ma fortune ! mais ce sera vainement, si je puis être soigné au gré de mes désirs. Les circonstances ne me permettent ni remèdes lents, ni médecins timides ; mieux pour moi une mort prompte qu'une guérison tardive. Si donc, il y a quelque soulagement, quelque ressource à attendre de l'art des médecins, qu'ils sachent que je cherche moins à sauver ma vie, que mon honneur engagé dans cette guerre. »

... Parmi les médecins les plus habiles se trouvait Philippe, Acarnanien de naissance, qui était venu de Macédoine avec le roi, et lui était très fidèlement dévoué. Attaché à son enfance et chargé du soin de sa santé, il ne l'aimait pas seulement comme son roi, mais lui portait, comme à son nourrisson, la plus vive tendresse. Ce médecin promit un remède qui ne serait pas violent, mais actif ; avec une simple potion, il ferait disparaître toute la force de la maladie. Cette proposition ne plut à personne, hormis à celui qui devait en courir les risques. C'est qu'en effet, tout lui était aisé à souffrir, plutôt qu'un retard : les armes et les combats étaient sans cesse devant ses yeux ; et il se croyait assuré de la victoire, s'il pouvait seulement se montrer aux premiers rangs de son armée : les trois jours même qu'il devait attendre pour prendre le breuvage (ainsi l'avait ordonné le médecin), ces trois jours étaient trop longs pour son impatience. Sur ces entrefaites, il reçoit une lettre de Parménion, le plus dévoué de ses courtisans. Il l'avertissait de ne pas confier sa guérison à Philippe, gagné, disait-il, par Darius, qui lui avait promis mille talents et la main de sa sœur.

Cette lettre l'avait jeté dans une grande perplexité ; et tout ce que la crainte d'un côté, et l'espérance de l'autre, lui pouvaient suggérer de raisons, passait et repassait secrètement dans sa pensée. « Persisterai-je à prendre ce breuvage, pour que, s'il est empoisonné, et que quelque chose de fâcheux en arrive, on puisse dire que je l'ai mérité par mon imprudence ? Condamnerai-je d'avance la fidélité de mon médecin ? et faudra-t-il que j'attende les coups de l'ennemi dans ma tente ? Non ; mieux vaut périr par le crime d'autrui que par ma crainte. » Il flotta ainsi dans une longue incertitude ; puis, sans faire part à personne de ce qui lui était écrit, il scelle la lettre de son anneau et la place sous son chevet. Deux jours s'étaient écoulés au milieu de toutes ces réflexions, et celui que le médecin avait fixé était arrivé. Celui-ci entre avec sa coupe, où il avait préparé la potion. A son entrée, Alexandre s'appuie sur son coude pour se lever, et tenant de la main gauche la lettre de Parménion, il prend de l'autre le breuvage, et l'avale sans aucune crainte : après quoi, il ordonne à Philippe de lire la lettre, ne détournant pas un moment les yeux de son visage, dans l'espoir d'y surprendre quelques indices de ce qui se passait dans sa conscience. Mais Philippe, après avoir achevé la lettre, montra plus d'indignation que de frayeur, et jetant au pied du lit et la lettre et son manteau : « Roi, dit-il, ma vie a toujours dépendu de toi ; mais c'est aujourd'hui qu'elle tient vraiment au souffle vénérable et sacré de ta propre existence. Cette accusation de parricide dont on me charge, ta guérison la détruira : sauvé par moi, tu m'accorderas la vie. Je t'en supplie donc et t'en conjure, bannis toute crainte, et permets à ce breuvage de se répandre dans tes veines ; donne quelque trêve à ton esprit, que des amis fidèles, je veux le croire, mais indiscrets dans leur zèle, ont troublé par des terreurs intempestives. » Ces paroles firent plus que rassurer le roi, elles le remplirent de joie et d'espérance. Alors, s'adressant à Philippe : « Si les dieux, dit-il, t'avaient donné à choisir le meilleur moyen d'éprouver mes sentiments, sans doute tu en eusses préféré un autre ; mais un plus sûr que celui dont tu as fait l'épreuve, tu n'eusses pas même pu en concevoir la pensée. J'avais reçu cette lettre, et pourtant j'ai pris la potion préparée par tes mains. Et maintenant, crois bien que s'il me reste quelque inquiétude, c'est autant pour ton honneur que pour ma propre vie. » Ayant ainsi parlé, il tendit la main à Philippe.

Cependant, l'action du médicament fut si forte, que les premières suites semblaient confirmer l'accusation de Parménion... Mais quand le breuvage fut répandu dans ses veines, et qu'insensiblement tout son corps en eût reçu la salutaire influence, l'esprit d'abord reprit sa vigueur, puis le corps, avec une promptitude au delà de toute attente. En effet, trois jours après cette crise, il fut en état de paraître devant ses soldats.

Liv. VIII. — LE MÉDECIN CALLISTHÈNES EST CONDAMNÉ A MORT POUR AVOIR PRIS PART A LA CONSPIRATION OURDIE PAR HERMOLAÜS.

« Pour ton Callisthènes, Hermolaüs, qui, seul, trouve en toi un homme, parce qu'il y trouve un scélérat, je sais bien pourquoi tu voudrais qu'il fût appelé : tu sourirais d'entendre à la face de cette assemblée, sa bouche répéter les injures que tu m'as prodiguées tout à l'heure. S'il était Macédonien, j'aurais pu le faire comparaître avec toi, ce maître digne de son élève; mais il est Olynthien, et il n'a pas les mêmes privilèges. » Après ce discours, Alexandre congédia l'assemblée et ordonna que l'on remît les condamnés aux mains de leurs propres camarades. Ceux-ci, pour donner au roi, dans leur cruauté, un témoignage de leur dévouement, les firent périr au milieu des tortures. Callisthènes mourut aussi dans les tourments : il était étranger au complot tramé contre la vie du roi; mais son caractère n'était point fait pour la cour et pour les complaisances de la flatterie. Aussi, nul meurtre n'excita davantage la haine des Grecs contre Alexandre : ce philosophe, de mœurs si austères et en même temps d'un si rare savoir, dont la voix l'avait rappelé à la vie, lorsque, après le meurtre de Clitus, il voulait se laisser mourir, c'était peu de l'avoir fait périr, il l'avait encore livré aux tortures, sans même daigner l'entendre! Il est vrai qu'il expia cette cruauté par un tardif repentir.

Liv. X. — ALEXANDRE FAIT METTRE A MORT LE MÉDECIN DE SON FAVORI EPHESTION

De là, le roi vint à Ecbatane où il mit ordre aux affaires de son empire : il fit des sacrifices solennels avec toutes sortes de jeux et de spectacles, pendant lesquels Ephestion, qu'il aimait comme un frère, fut emporté d'une fièvre, et cette perte l'affligea au point qu'il permit à sa douleur plusieurs choses indignes d'un grand roi : car on dit qu'il fit crucifier le médecin Glaucus (1) qui l'avait traité, comme s'il ne fût mort que par sa faute.

(1) Ces exemples de cruauté ne sont pas rares chez les monarques; nous en avons relevé un certain nombre : Manus fut

* *
*

APULÉE (114-180)

—

Métamorphoses

Liv. X. — RUSE EMPLOYÉE PAR UNE FEMME
POUR SE DÉBARRASSER D'UN MÉDECIN
AUQUEL ELLE A FAIT EMPOISONNER SON
MARI.

... Mais le frère avait été si indigné de la fin
tragique et injuste de sa sœur, qu'il ne put en

écorché vif pour avoir laissé mourir le fils d'un roi de Perse.
Haroun-al-Rashid ordonna de mettre à mort Gabriel Baktichua
qui avait eu la maladresse de lui révéler le danger de sa position; ce médecin ne dut son salut qu'à la mort du tyran. Gabriel Zerbi, n'ayant pu guérir un pacha de Bulgarie, fut scié
entre deux planches sur l'ordre des fils du défunt. Avicène fut
longtemps emprisonné pour la même cause. La reine Austri-
gilde, femme du roi Gontran, exigea en mourant et obtint de
son mari qu'il ferait tuer et enterrer avec elle les deux médecins qui l'avaient soignée pendant sa maladie. Alexandre fit
mettre à mort Callisthènes; Ptolémée Philadelphe, Amyntas de
Rhodes et Pyrrhus, Cinéas, pour avoir conspiré contre eux.
Eudème fut accusé d'avoir empoisonné Drusus et livré au bourreau. Vectius Valens, amant de Messaline, épouse de Claude,
eut le même sort , Louis XI n'était pas tendre avec ses médecins, il maltraita ceux qui, à la suite d'une syncope, l'éloi-
gnèrent de la fenêtre où il était accoudé, et punit le médecin

soutenir l'idée. Un chagrin profond s'empara de lui ; sa bile s'échauffa, il tomba dans un délire suivi d'une fièvre brûlante ; de sorte qu'il devint nécessaire de le soigner à son tour. Sa femme, qui depuis longtemps avait perdu le titre d'une épouse en en perdant la fidélité, alla trouver un médecin d'une perfidie notoire, déjà fameux par ses exploits et par les trophées qu'il s'était élevés d'une main assassine. Elle lui promit sur-le-champ cinquante mille sesterces, moyennant lesquels il devait vendre un poison subtil, et, elle, acheter la mort de son mari. Le marché étant conclu, on fait semblant, comme pour lui rafraîchir les entrailles et pour le purger de sa bile, d'avoir besoin de cette potion par excellence, que les savants nomment la potion sacrée (1). Mais, à la place, on en substitue une autre qui n'était sacrée que pour la plus grande gloire de Proserpine.

de Charles VII, son père, pour l'avoir contraint à manger pendant sa maladie. On sait par quel subterfuge son médecin Jacques Coictier parvint à éviter les cruautés de ce prince : il lui persuada qu'il avait vu dans les astres qu'il mourrait huit jours après lui. Pierre Léo fut moins heureux : il vit dans les astres qu'il courait risque d'être noyé ; il quitta Venise, où il était établi, pour Florence, dont la rivière est peu profonde ; il y traita le grand-duc Laurent de Médicis et promit à son fils de le tirer d'affaire ; mais, contrairement à ses prévisions, le prince mourut subitement, et le nouveau duc, son fils, le fit jeter dans un puits.

(1) C'était une médecine faite avec de l'ellébore, et, par sa vertu, on prétendait guérir la mélancolie, la folie, les ulcères et plusieurs autres maladies considérées comme sacrées.

Déjà, en présence des gens de la maison, de quelques amis, de quelques parents, le médecin présentait au malade le breuvage honnêtement préparé de sa main. Mais cette femme audacieuse, voulant à la fois se débarrasser du complice de son crime et gagner l'argent qu'elle avait promis, saisit la coupe devant tout le monde : « Non, illustre médecin, dit-elle, non, vous ne ferez pas boire cette potion à mon cher époux, que vous n'en ayez avalé vous-même une grande partie ; car, comment sais-je qu'elle ne recèle pas un poison fatal? Et, du reste, cette précaution ne saurait offenser un personnage aussi prudent et aussi instruit que vous l'êtes : n'est-il pas tout simple qu'en épouse dévouée et qui s'inquiète de la santé de son mari, je l'entoure des tendres sollicitudes que je lui dois? » L'étrange sortie de cette femme abominable mit tout à coup le médecin hors de lui, et, privé dans une conjoncture aussi pressante du temps nécessaire à la réflexion, avant que le trouble ou bien l'incertitude de la femme eût laissé pressentir qu'elle-même était coupable, il avala une grande partie du breuvage. Le jeune homme, rassuré par cet acte, prit le vase à son tour et but ce qu'on lui offrait.

L'attentat ainsi consommé, le médecin regagnait sa maison au plus vite, ayant hâte de neutraliser par un antidote salutaire les redoutables effets du poison qu'il venait de s'administrer. Mais, fidèle au plan de scélératesse qu'elle avait déjà commencé d'accomplir, l'horrible créature ne lui permit pas de s'éloigner d'elle de l'épaisseur d'un ongle. « Nous attendrons, disait-elle, que le breuvage étant bien répandu dans le corps permette de reconnaître à l'évidence les effets salutaires de cette médecine; » et ce ne fut qu'à grand'peine que, fatiguée de ses instantes prières et de ses supplications, elle lui permit enfin de s'en aller. Mais, durant ce temps, le poison avait sourdement agi dans les entrailles du malheureux et s'était communiqué dans toutes les parties de son corps. Déjà fort malade et plongé dans un assoupissement mortel, il arrive chez lui avec bien de la difficulté. A peine a-t-il le temps de tout conter à sa femme et de lui recommander qu'elle réclame au moins la récompense promise pour ce double trépas; puis, bientôt, succombant à la violence du mal, le vertueux esculape rend le dernier soupir. Le jeune homme, de son côté, n'avait pas vécu plus longtemps; et, au milieu des larmes hypocrites et mensongères de sa femme, il avait fini d'une manière aussi tragique.

Après qu'il eut été enseveli et au bout de quelques jours, pendant lesquels on rend aux morts les devoirs funèbres, l'épouse du médecin se présenta pour recevoir le prix de la double mort. La veuve, jusqu'au bout semblable à elle-même et bannissant la bonne foi pour n'en garder que l'ombre, lui répondit dans les termes les plus affectueux. Elle fit mille et mille protestations et s'engagea à remettre sans délai le prix convenu, si on voulait lui donner encore un peu de cette même potion, afin, disait-elle, d'achever ce qu'elle avait commencé. Bref, donnant dans le piège infernal, l'épouse du médecin consentit facilement ; et, pour se rendre plus agréable à cette femme qui était fort riche, elle retourna en toute hâte au logis et lui rapporta toute la boîte de poison, sans qu'il y manquât rien. Cette scélérate, ainsi grandement mise à même de multiplier les forfaits, porte de tous côtés ses mains homicides sur ce qui l'entoure... et, dans un dîner où elle invita un jour à l'improviste la femme du médecin, elle la fit périr avec sa propre fille au moyen d'un même poison.

*
* *

AULU-GELLE (IIe siècle)

—

Nuits attiques

LIV. XVIII

Je m'étais retiré, pendant les chaleurs de l'été, à Céphisie, près d'Athènes, dans une maison de campagne d'Hérode, très illustre personnage, où abondent les eaux, les bois et les ombrages. La diarrhée et une fièvre violente me forcèrent à m'aliter. Le philosophe Calvisius Taurus, accompagné de plusieurs de ses disciples, vint d'Athènes pour me voir ; j'avais alors près de moi un médecin de l'endroit qui se mit à expliquer à Taurus ma maladie et la nature périodique de ma fièvre. Tout en causant, il vint à dire que j'étais déjà mieux. « Vous pouvez, ajouta-t-il en s'adressant à Taurus, en juger par vous-même en lui tâtant *la veine*. » Cette ignorance, qui confondait dans son langage la veine avec l'artère, accusait, aux yeux des savants amis de Taurus, un médecin dont il y avait peu à attendre, comme leurs murmures et leurs physionomies le témoignaient.

Alors Taurus, avec sa douceur habituelle : « Nous sommes convaincus, dit-il, homme de bien, que tu n'ignores pas ce que c'est qu'une veine, ce que c'est qu'une artère : les veines sont de leur nature immobiles, et on ne les sonde que pour en tirer du sang ; les artères, par leurs mouvements et leurs pulsations, indiquent la nature et la force de la fièvre ; et, je le vois, tu t'es ainsi exprimé plutôt pour te conformer au langage vulgaire que par ignorance. Tu n'es pas le premier que j'aie entendu prendre, en parlant, la veine pour l'artère. Au reste, montre-toi plus exact dans la pratique que dans le langage ; et, avec l'assistance des dieux, rends-nous notre ami sain et valide le plus tôt possible. »

*
* *

JULIUS CAPITOLINUS (IVᵉ siècle)

—

VIE DE MARC ANTONIN

Il n'est pas de prince qui soit à l'abri des atteintes de la médisance; ainsi l'on a dit de Marc Antonin lui-même qu'il avait empoisonné Verus : il aurait coupé une panse de truie avec un couteau empoisonné d'un côté, puis aurait offert à son frère le morceau infecté, gardant pour lui-même celui qui ne pouvait nuire; au moins s'était-il servi pour le tuer du médecin Posidippe, qui, disait-on, avait fait une saignée mal à propos à Lucius Verus.

*
* *

AUSONE (309-394)

—

Épigrammes

Ép. 71. — CONTRE ALCON, MÉDECIN (1)

Languenti Marco dixit Diodorus haruspex,
Ad vitam non plus sex superesse dies.

(1) Épigrammes imitées de Nicarque (voir pages 27, 28). Montaigne, qui ne perdait aucune occasion d'être désagréable

Sed medicus divis satisque potentior Alcon
Falsum convicit illico haruspicium,
Tractavit que manum victuri, ni tetigisset,
Illico nam Marco sex periere dies.

L'aruspice Diodore dit à Marcus, dont la maladie avait affaibli les forces, qu'il n'avait plus que six jours à vivre. Mais le médecin Alcon, plus puissant que les destins et les Dieux, convainquit sur-le-champ Diodore d'imposture : il tâta le pouls du malade, qui aurait vécu, si le médecin ne l'avait pas touché, et dans un instant furent écoulés, pour Marcus, les six jours qu'on lui avait promis.

Ép. 72. — CONTRE ALCON, MÉDECIN

Alcon hesterno signum Jovis attigit; ille,
Quamvis marmoreus, vim patitur medici.
Ecce hodie jussus transferri ex œde vetusta;
Effertur (1), quamvis sit Deus, atque lapis.

Alcon toucha, hier, la statue de Jupiter, et tout marbre qu'il est, le Dieu a éprouvé la vertu du médecin. Voici qu'aujourd'hui on le tire de son vieux temple et qu'on l'emporte les pieds devant, quoiqu'il soit Dieu et qu'il soit en pierre.

aux médecins et les accusait d'avoir tué son ami, Estienne de la Boëtie, « qui, dit-il, valoit mieulx que touts tant qu'ils sont, » a cité l'épigramme 72, avec éloge, dans ses *Essais*, liv. II, ch. xxxvii.

(1) Ausone joue ici sur le mot *effertur* : *efferre* signifie *emporter* et *porter en terre*

Ép. 73. — CONTRE EUNOME, MÉDECIN (1)

Languentem Cajum moriturum dixerat olim
   Eunomus. Evasit fati ope, non medici.
Paulo post ipsum videt, aut vidisse putavit
   Pallentem, et multa mortis in effigie.
Quis tu? — Cajus, ait. — Vivisne? Hic abnuit. — At quid
   Nunc agis hic? — Jussus Ditis, ait, venio.
Ut quia notitiam rerumque hominumque tenerem,
   Accirem medicos. Eunomus obriguit.
Tum Cajus : Metuas nihil, Eunome. Dico ego et omnes,
   Nullum qui saperet, dicere te medicum.

Eunome dit un jour que Cajus, son malade, ne pouvait pas en réchapper. Cependant il ne mourut pas de cette maladie, plutôt par le secours des Dieux que par celui du médecin. Peu de temps après, Eunome l'aperçut, ou crut le voir en songe, pâle et semblable à un spectre : « Qui êtes-vous? s'écria-t-il. — Je suis Cajus. — Quoi! vous vivez encore? — Non, sans doute. — Mais que venez-vous faire ici? — Comme j'ai conservé la mémoire des choses et des hommes que j'avais connus dans ce monde, j'y suis venu par ordre de Pluton pour chercher les médecins. » A ces mots, Eunome se glaça de peur. Cajus lui dit alors : « Ne craignez rien; tout le monde assure comme moi qu'il n'est personne de prudent qui osât vous donner le nom de médecin. »

(1) Imitée de Babrius (voir la fable du *Médecin ignorant*, page 50).

*
* *

PRUDENCE AURELIUS (348)

—

Horretis omnes hasce carnificum manus;
Num meliores sunt manus medentium,
Laniena quando sævit Hipocratica ?
Vivum secatur viscus, et recens cruor
Scalpella tingit, dum putredo abraditur.

Vous reculez d'horreur devant les mains des bourreaux. Et celles des médecins, les aimez-vous mieux,
quand ces bouchers, fils d'Hippocrate, se mettent à
vous torturer? Ils taillent dans la chair palpitante, le
sang chaud teint leur scalpel, tandis qu'ils coupent la
partie gangrenée.

*
* *

EUNAPE, DE SARDES (IVe siècle)

—

VIE DE PROCERESIUS

Cure d'un médecin qui n'était pas coutumier du fait.

J'étais tombé malade au port de Pyrée et réduit en un état si pitoyable par la fatigue de la
navigation, qu'on ne me voyait plus aucun signe

de vie, lorsque le médecin Æschines, qui se trouva là par hasard, pria mes amis qu'on lui laissât prendre soin de ma guérison. En effet, quoiqu'il fût connu pour un homme qui avait fait mourir, non-seulement tous les malades qu'il avait entrepris; mais encore ceux mêmes dont il n'avait fait que s'approcher; on lui permit de me faire violence pour faire entrer dans ma bouche quelque remède qu'il portait sur lui, et je ne l'eus pas sitôt avalé, comme je l'ai su de mes amis présents, que je recouvrai la parole et la vue, distinguant ceux qui étaient près de mon lit. C'est ainsi qu'Æschines noya le souvenir de ses fautes et de ses ignorances dans une cure qu'on pouvait appeler unique, et qu'ayant été traité de divinité dans toute la ville d'Athènes, il repassa dans l'île de Chio, sa patrie, où il fut considéré toute sa vie comme un des plus grands médecins du siècle.

*
* *

SIDONIUS APOLLINARIS (Caius-Sullius)
(430-489)

—

C'était un bon mot de Sidonius Apollinaris : « Un médecin malhabile et assidu tue son malade fort officieusement. »

POGGIANA.

II. — *Auteurs latins modernes*

EGINHARD (772-844)

VIE DE L'EMPEREUR CHARLEMAGNE. XXII.

Sa santé fut constamment bonne, excepté pendant les quatre années qui précédèrent sa mort. Il eut alors de fréquents accès de fièvre; il finit même par boiter d'un pied. Dans ce temps de souffrance, il se traitait plutôt à sa fantaisie que d'après les conseils des médecins qui lui étaient devenus presque odieux, parce qu'ils lui défendaient les rôtis auxquels il était habitué, pour l'astreindre à ne manger que des viandes bouillies (1).

(1) L'horreur que Charlemagne avait pour les médecins l'empêcha d'en demander aucun dans sa dernière maladie : il mourut d'une pleurésie à laquelle il n'opposa, pour tout remède, qu'une diète sévère.

8.

* *
*

RICHER (né vers 970)

—

HISTOIRE DE SON TEMPS (1)

Liv. II, LIX. — *Comment Dérold fut joué
par un médecin et le joua lui-même.*

Dans ce temps mourut Dérold, évêque
d'Amiens, homme considérable et habitué du
palais, qui avait été particulièrement attaché au
roi. Il avait une grande habileté dans l'art de la
médecine, et l'on raconte que, pendant qu'il
servait le roi à la cour, il fut joué par un certain médecin de Salerne, et qu'il le joua de son
côté. L'un et l'autre étant très forts en médecine, l'évêque paraissait au roi supérieur; la
reine, au contraire, regardait le Salernitain
comme plus habile; un artifice du roi montra
lequel était le plus initié aux secrets de la nature : il leur fit prendre place à sa table, leur

(1) Traduction par J. Guadet.

cachant entièrement son projet, et leur proposa de fréquentes questions auxquelles chacun répondait comme il pouvait.

Dérold étant versé dans les lettres, tranchait les questions d'une manière satisfaisante; l'autre, bien que tout à fait illettré, était parvenu cependant, par son esprit naturel, à acquérir une grande expérience des choses. Ils viennent donc, chaque jour, par ordre du prince, s'asseoir à la table royale.

Un jour, on discuta sur la dynamique, et l'on traita longuement de la pharmaceutique, de la chirurgie et de la botanique. Le Salernitain, qui ne comprenait pas les mots étrangers, et qui n'osait en demander l'explication, garda le silence. Mais il conçut une grande envie contre Dérold, et il résolut de l'empoisonner.

Il feignit donc d'avoir pour lui beaucoup d'amitié, mais ayant préparé une composition délétère, il en enduisit, comme ils étaient tous deux à table, l'ongle de son doigt du milieu, et empoisonna la poivrade dans laquelle ils trempaient ensemble ce qu'ils mangeaient. Dérold, ayant pris sans défiance de cette sauce, le poison s'insinua dans ses veines, et il commença à défaillir; mais ses serviteurs l'ayant emmené, il détruisit, au moyen de la thériaque, l'effet de l'empoisonnement, et le troisième jour il se présenta, comme de coutume, au Salernitain.

Lorsqu'on lui demanda ce qui était arrivé, il

répondit qu'il avait été pris d'une légère fièvre de rhume, dissimulant qu'il eût pu se douter de quelque chose.

Son ennemi ne conçut donc aucun soupçon. Ils redevinrent convives, et Dérold, à son tour, cacha du poison entre son petit doigt et l'index (1), et le répandit sur ce qu'allait manger le Salernitain. Le poison s'infiltrant bientôt dans les veines, détruisit la chaleur vitale. Le malade fut emmené par ses serviteurs; il chercha à combattre l'effet de l'empoisonnement, mais ce fut en vain. Alors, exaltant Dérold, et le proclamant grand maître en fait de médecine, il demanda en grâce qu'il vînt à son secours. Dérold, se rendant aux ordres du roi, administra des antidotes; mais ces antidotes ne purent débarrasser entièrement le patient : la thériaque qu'il prit fit tomber le poison dans son pied gauche, en sorte que, pendant qu'il agissait familièrement avec les gens de la maison, ce poison, à ce qu'on rapporte, remontait en forme de pois du pied dans la veine, et était repoussé dans le pied par l'antidote qu'il rencontrait. Ces deux agents s'étant combattus très longtemps, il se fit un trou dans la peau du pied, qui, envahi par le mal, dut être coupé par les chirurgiens.

---

(1) Il est bien difficile de comprendre comment on peut cacher du poison entre le petit doigt et l'index; l'auteur a voulu écrire ici : *annularis*.

*
* *

JEAN DE SALISBURY (1110-1180)

—

Quand la douleur tourmente un pauvre malade, il est à la fois travaillé par l'acuité du mal et l'avidité du médecin.

*
* *

PÉTRARQUE (1) (1304-1374)

—

Œuvres latines

SUR LA BONNE ET MAUVAISE FORTUNE (2)

Préface du livre I.

... Tu jouissais depuis longtemps d'une force et d'une santé des plus florissantes, au grand

(1) Quand on aura lu toutes les aménités que Pétrarque adresse aux médecins, on conviendra avec nous qu'il lui fallait une certaine effronterie pour écrire dans le premier livre de ses *Invectives* : « On ne trouvera pas que j'aie rien dit contre la médecine et les vrais médecins, je n'ai parlé, au contraire, qu'en faveur d'Hippocrate contre ses ennemis qui décrient sa doctrine. »

(2) *De remediis utriusque fortuna.* Un auteur anonyme s'inspira de cet ouvrage pour faire paraître, en 1673, les *Entretiens*

étonnement de ceux qui te connaissaient ; puis, en quelques années, trois fois déclaré perdu par les médecins, trois fois tu as confié ta vie et ton salut au seul secours du médecin céleste. Il t'a enfin rendu la santé.

Préface du livre II.

... Sur l'accord des médecins, interrogez les malades. On prétend que la *vie est*

de *Pétrarque sur la bonne et mauvaise fortune.* Le passage suivant que nous en extrayons au chapitre des *Maladies en particulier,* prouve que l'imitateur partageait les mêmes idées de son modèle, à l'égard des médecins :

« ... Si tu n'es pas tant frenetique, comme tu crains de le devenir, il te faut considérer si ce mal peut t'accueillir par un defaut de l'ame, ou par une foiblesse du corps. Si c'est par la première voye, il te faut armer ton interieur et le bien munir. Or l'armure de l'ame c'est la vertu. Si c'est par la voye du corps, il faut pourvoir à ses miseres par un prompt secours. Si toutefois il y a quelque Art pour cela chez ces Maistres mesmes des corps qui s'appellent Naturalistes ou Medecins, mais que ie nomme des bourreaux civilisez qu'on paye bien pour tuer quelquefois des innocens, au lieu que ceux qu'on nomme inhumains ne tuent proprement que des coupables ; leur suffisance semble courte en cet endroit comme en beaucoup d'autres occasions, et leur science, ou elle est nulle absolument, ou elle est fort inconnuë à ses Professeurs. Mais si tu veux que ie te donne un remede qui vaut plus que tous ceux de la Medecine, ie t'ordonne l'abstinence et l'eloignement de tous exces. Le frein de la gueule et de la lubricité sert beaucoup au corps et à l'ame. La paillardise en a battu plusieurs, la gourmandise en a oprimé d'autres, la faineantise et l'yvrognerie en ont ensevely beaucoup, et une licence furieuse de vie a enfin passé en frenesie mortelle. »

courte (1), et par leurs ébats ils ont souvent trouvé le moyen de l'abréger.

—

LETTRE DE FRANÇOIS PÉTRARQUE AU PAPE CLÉMENT VI (2)

L'annonce de votre fièvre, très bienheureux Père, m'a causé un tremblement et un frisson par tous les membres (3). Je ne ferai pas pour cela le flatteur et n'imiterai point celui dont le Satirique a dit : « Il pleure s'il voit les larmes de son ami »; et encore : « Si un autre dit : J'étouffe, il sue »; mais je serai plutôt comme celui dont

(1) Allusion à l'aphorisme d'Hippocrate : *Ars longa, vita brevis,* la vie de l'homme est courte et l'art de guérir exige une longue étude.

(2) Nous devons la traduction inédite de cette lettre et celle des extraits qui suivent à l'obligeance de M. Alcide Bonneau.

(3) Pendant cette maladie, Clément VI eut la chance d'échapper aux soins assidus de huit médecins; un poète satirique du temps attribua ce miracle à un vœu que le Pape fit à la Vierge Mère :

> *Questo è un voto che Papa Clemente*
> *A questa nostra Donna à sodisfatto,*
> *Perche da otto Medici ad un tratto*
> *Lo liberó, miracolosamente.*

« Ceci est un ex-voto que le Pape Clément a consacré à Notre-Dame, parce que d'un seul coup elle l'a miraculeusement délivré de huit médecins. »

parle Cicéron, qui craignait pour le salut du peuple romain, parce que le sien y était compris. Ma vie, en effet, et celle de bien d'autres, repose sur la vôtre. Mon frémissement n'est donc pas simulé; ce n'est pas du péril d'autrui que je suis si fort troublé, c'est du mien propre. Nous tous qui dépendons de vous, qui espérons en vous, si vous êtes malade, nous pouvons avoir l'air d'être bien portants, mais nous ne le sommes pas.

Néanmoins, puisqu'il sied toujours d'être bref, c'est surtout dans de telles circonstances qu'il faut savoir abréger un discours destiné à parvenir aux oreilles divines par l'intermédiaire d'une bouche humaine. Je ne vous dirai que peu de mots, prosterné en esprit et plein de vénération à vos pieds.

Je sais que votre lit est assiégé de médecins : voilà mon plus grand motif de craindre. Ils sont tous, en effet, et de propos délibéré, d'avis contraires, celui qui n'a rien de nouveau à dire ayant honte d'emboîter le pas d'un autre. « Il n'est pas douteux, comme l'a dit élégamment Pline, que tous ces gens-là, voulant se faire un nom au moyen de quelque nouveauté, ne trafiquent de nos vies, et ce qui, de tous les métiers, n'a lieu que dans le leur, il suffit à n'importe qui de se dire médecin, pour qu'aussitôt on le croie sur parole, alors que nul autre mensonge n'offrirait si grave danger. Nous n'y regardons pourtant pas, tant est grande la douceur d'espérer pour soi-même. En outre, nulle loi qui punisse une ignorance dont les effets entraînent la mort, nul exemple de châtiment. Ils apprennent leur art à nos dépens, les décès leur servent d'expérience; au médecin seul appartient de tuer un homme en toute impunité. »

Très clément Père, regardez leur multitude comme celle d'ennemis rangés en bataille; que vous mette en garde contre eux le souvenir de l'épigramme de cet infortuné, ordonnant d'écrire sur son sépulcre ces seuls mots : *Je meurs d'une foule de médecins.* C'est excellemment à notre âge que semble s'appliquer cette prophétie de Marcus Caton l'Ancien : « Quand les Grecs nous auront envahis de leur littérature, et surtout de leurs médecins, ils corrompront tout chez nous. » Mais puisque nous n'osons pas vivre sans médecins, encore bien que sans eux, peut-être mieux que nous et plus salubrement, vivent d'innombrables nations; encore bien que le peuple romain lui-même, dans sa période la plus florissante, s'en soit passé, au témoignage de ce même Pline, plus de six cents ans, choisissez-en un seul entre tous qui soit recommandable non par son beau langage, mais par sa science et sa droiture. En effet, oublieux de leur profession, désireux de sortir de leur enclos, ils mettent le pied dans le bocage de la poésie et dans le champ de la rhétorique; comme si leur affaire n'était pas de guérir, mais de convaincre; ils disputent, avec de grands éclats de voix, au-

tour des grabats des misérables, et, devant ces
moribonds, embrouillant d'un fil cicéronien
l'écheveau hippocratique, s'enorgueillissent même
d'une issue fatale et se font gloire non d'un
résultat matériel, mais d'une vaine élégance de
parole.

Et de peur que tels médecins ne s'imaginent
que j'aie en cela inventé aujourd'hui quoi que
ce soit, je prononce souvent le nom de Pline,
comme étant celui qui a quelque peu parlé de
la médecine, beaucoup des médecins, et dit plus
de vérités que nul autre; presque partout dans
cette lettre, je l'ai pris pour guide. Qu'ils
l'écoutent donc : « Il est avéré, dit-il, qu'aussitôt que l'un d'eux se distingue par son beau
parler, il devient l'arbitre de notre vie et de
notre mort. »

Mais, la crainte où je suis poussant ma plume,
je me trouve entraîné plus loin que je n'avais
déterminé. Pour conclure, si un médecin excelle,
non par sa prudence, mais par sa facilité d'élo-
cution, évitez-le comme un sicaire dressant des
embûches à votre vie, comme un empoisonneur.
C'est à lui qu'à très bon droit s'adresse ce que
dit le vieillard de Plaute, dans l'*Aululaire,* à
certain cuisinier loquace : « Va-t'en; on te
donne ici des gages pour travailler, non pour
bavarder. » Maintenant, faites bonne garde sur
vous-même, et, ce qui aide merveilleusement à
la santé du corps, conservez bon espoir et bonne
humeur, si vous voulez et votre salut et le nôtre

et celui de l'Église, malade avec vous Portez-vous bien (1).

—

INVECTIVES CONTRE UN MÉDECIN FRANÇAIS

Liv. I, ch. Ier. — *De l'intention de l'Auteur; pourquoi il a été forcé d'écrire. Il demande au Lecteur de l'excuser s'il a écrit d'une autre façon que d'habitude.*

Qui que tu sois, qui de tes importuns aboiements me force à reprendre ma plume, laissée au repos, et qui réveilles, pour ainsi parler, le lion assoupi, tu vas voir qu'autre chose est de s'en prendre, d'une langue médisante, au renom d'autrui, autre chose de défendre le sien, armé de son bon droit. Je l'avoue, la lutte qui s'engage entre nous est illégale : tu as dû me frapper, et je n'ai pas dû te rendre tes coups. Quel renom peut en effet avoir un

(1) Cette lettre, adressée au Pape pour l'engager « à éviter un trop grand nombre de médecins », valut à Pétrarque une diatribe dirigée contre lui par l'un d'eux ; il y répondit par ses quatre livres d'*Invectives* dont nous donnons quelques extraits.

mercenaire et infâme artisan? Or, nous ne combattons pas pour des richesses ou pour l'Empire, l'honneur seul est en cause ici, et tu sais bien, sans qu'il soit besoin de te le rappeler, dans quelle indigence, dans quel dénuement tu es à cet égard. Pourtant, puisque tu m'obliges de m'abaisser à ce que spontanément je n'eusse jamais fait, et que d'ailleurs force m'est de répondre, de peur que si je restais muet à tes attaques, par mépris (ce qui m'était tout d'abord venu à l'idée), tu ne te targues de mon silence, après m'être excusé, sinon vis-à-vis de toi, du moins vis-à-vis du Lecteur, je répliquerai, mais à quelques-unes seulement de tes assertions. Tu en profères un si grand nombre d'ineptes, que quiconque les jugerait dignes d'une réponse paraîtrait encore plus inepte.

Ch. III. — Ce n'est pas le métier de médecin, ce sont ceux qui l'exercent et non pas tous encore, mais seulement les effrontés qu'il convient de désapprouver.

Pour moi (je ne l'ai pas oublié), j'ai censuré, non le métier de médecin, mais ceux qui l'exercent, et non tous, mais les impudents et ceux qui diffèrent toujours d'avis avec les autres. Chose étrange! comme si vous vous rendiez justice, au fond de l'âme, toi et beaucoup d'autres, vous vous êtes là-dessus fâchés, exaspérés. Je ne sais ce que cela signifie. Qu'on attaque les philosophes pesants, qu'on harcèle les poètes sans verve, qu'on se moque des orateurs sans art, jamais Platon ni Aristote, jamais Homère ni Virgile, jamais Cicéron ni Démosthène ne seront compris dans le nombre; mais qu'on attaque les médecins inutiles et ignares, tous se mettent à frémir, à délirer. Ce dont je ne me doutais en rien auparavant, une toute petite Épître me l'a révélé : j'aurai dit en ce genre quelque chose de particulier. Cela provient-il donc de ce que nul d'entre eux n'est exempt de la flétrissure commune ? Je ne veux pas le croire. Je ne désespère pas encore de trouver quelque médecin qui approuvera hautement ce que j'ai dit et ce qui me reste à dire, qui reconnaîtra son propre éloge dans la note d'infamie infligée aux autres, et, ce qui, j'en suis persuadé, est la marque de tous les bons esprits, se réjouira d'appartenir au plus petit nombre. Si telle n'était pas ma conviction, je n'aurais pas, pour rappeler les termes dont je me suis servi, conseillé au Pape d'en choisir un seul entre tous, recommandable non par son beau langage, mais par sa science et sa droiture. Toi, bien sûr, tu n'es pas celui-là; si tu l'étais, à un homme qui se contentait de blâmer les médecins querelleurs et ignorants, tu n'aurais jamais écrit une épître si boursouflée. Tu étais piqué au vif; voilà pourquoi tu as crié si fort. »

Ch. IV. — *Excuses de l'auteur ; il n'a écrit ni pour flatter ni par envie. De l'inextricable discordance des médecins. La Rhétorique n'est pas soumise à la Médecine.*

…Voici maintenant que tu nies que les médecins soient en désaccord entre eux, et c'est ce dont se plaint le genre humain tout entier ! Plût au ciel qu'il en fût ainsi ; j'aimerais mieux en avoir menti, quoiqu'il ne me soit pas possible de m'être trompé en cela. J'aimerais mieux être dans l'erreur, et que tout le monde fût sain et sauf, qu'avoir dit vrai et que restassent en danger tant de milliers d'hommes placés sous la domination discordante, variable et tout à fait incertaine des médecins. Tu prétends que, lors de la dernière maladie du Souverain-Pontife, vous êtes tous tombés d'accord. Fais bien attention ; je ne te dis pas de ne point mentir (c'est pour vous chose journalière et habituelle), mais ne mens pas devant tant de témoins, la Vérité elle-même puisse-t-elle vous couvrir de confusion ! Peut-être êtes-vous tombés d'accord lorsque le Saint-Père s'est rétabli ; mais ce dont nul ne doute, et le Saint-Père lui-même, il se serait rétabli bien plus tôt, si tout le temps de sa maladie tu avais habité au fond des régions de l'Inde. Oh! si, ce dont le présage me fait horreur (mais quoique Vicaire du Dieu immortel, il est mortel lui-même), si donc il eût payé sa dette à la Nature, dans quel profond et confus désaccord vous seriez tombés tous, à propos du pouls, des humeurs, du jour critique, des remèdes! Vous auriez rempli le ciel et la terre de vos discordantes clameurs, ignorant, tous tant que vous êtes, la cause de la maladie. Malheureux ceux qui tombent malades et qui ont confiance dans votre secours ! Christ, dans la main duquel est le salut des hommes, l'a sauvé malgré vous, ignorants, et je le supplie de le conserver encore aussi longtemps qu'il sera nécessaire, et pour lui-même et pour le bien de l'Église qu'il gouverne. Vous appropriant ce qui venait de Dieu, ce dont le mérite appartenait enfin à sa complexion et à son tempérament, vous voulez faire croire que vous l'avez ressuscité d'entre les morts et maintenant, le péril passé, vous êtes tous d'accord !...

... Ton effronterie me forcerait peut-être à parler de toi en vers et à te donner en pâture aux siècles à venir, si tu n'étais indigne d'être par moi transmis à la postérité et d'avoir place dans mes ouvrages. Mais pourquoi parler des couleurs à un aveugle et faire entendre des sons à un sourd ? Accomplis mécaniquement ta besogne, je t'en prie. Guéris si tu peux, sinon, tue les gens, et demande ton salaire après les avoir tués. Nul roi, nul empereur ne pourrait en faire autant; à toi seul, arbitre de la vie et de la mort, comme tu te plais à le dire, cela est concédé, par l'aveuglement du genre humain. Use de ton funeste privilège. Tu as bien fait de t'adonner à un métier si plein de sécurité ; si ton malade en réchappe, il te doit la vie ; s'il en meurt, tu ne lui es redevable que de l'expérience que tu as acquise à ses dépens. La mort, c'est la faute de la Nature, c'est la faute du malade ; la vie, c'est un bienfait qu'on tient de toi (1). Socrate avait donc raison de dire, en entendant parler d'un homme qui, de peintre, s'était fait médecin : « C'est prudemment agir ; il quitte un métier où les défauts sautent aux yeux, pour en prendre un où un peu de terre couvre toutes les bévues » (2).

Ch. VI. — *Des résultats obtenus par les médecins; s'ils sont merveilleux, et du teint des Médecins.*

Nous ne nous accordons pas davantage sur les résultats merveilleux obtenus, à ce que tu dis, par les Médecins. Quels résultats ? je te le demande. A moins que par hasard tu ne places parmi les merveilles, ce qui vous arrive, d'être

(1) « On guérit, c'est notre art ; on meurt, c'est la Nature. »
(CASIMIR DELAVIGNE, *La Princesse Amélie.*)

(2) C'est le mot de Nicoclès légèrement modifié (voir la note 2, page 16).

plus souvent malades que les autres hommes;
que dis-je? d'être continuellement malades. Au
milieu des populations immenses, votre visage
seul suffit, par sa lividité, pour vous dénoter
comme médecins. De là vient le proverbe : « Il
a un teint de médecin, » qui se dit quand on
voit un homme au teint jaune ou flétri. Et ce
n'est pas un petit miracle, que de promettre aux
autres une santé dont on ne jouit pas soi-même!
Oui, ce serait, certes, un miracle si votre assi-
duité à mentir ne l'affaiblissait. Peut-être y a-t-il
un résultat plus merveilleux encore en ce que
quiconque s'abandonne entièrement à vos conseils ne peut jamais se bien porter. Tels sont les
résultats, non seulement merveilleux mais stupé-
fiants, obtenus par les médecins : je ne parle pas
de tous, mais de beaucoup, et de toi en particulier.

Ch. XI. — *Du mensonge des Médecins.*

Nous vous abandonnons le mensonge, quoique
c'en soit un de la plus grave espèce, celui qui
se commet au grand détriment, au suprême péril de ceux qui y sont crédules. Si tu ne m'en
crois pas, interroge le commun des mortels; la
chose a passé en proverbe, au point que si quelqu'un sait mentir avec aplomb, on lui dit : « Tu
mens comme un médecin!... »

Liv. II, ch. Ier. — *On fait mieux de se taire que de parler; de la sottise qu'il y a pour un ignorant d'écrire des livres, etc.* (1)

Tu me dois d'éternels remercîments; de muet, d'homme privé de langue que tu étais, j'ai fait de toi un bavard, un plaisantin, ô très disert Hippocrate! Tu ne sais pas tout ce dont tu es redevable à ma plume. Voici déjà que tu fais de la prose; bientôt tu feras des vers, tu te mettras, en balbutiant, à composer des hymnes!... Notre siècle aura eu son prodige. Un homme adonné à un métier manuel se met à écrire un livre! Qui ne permettra maintenant à Roscius d'écrire un traité de pantomime? Lui aussi pratiquait un métier manuel, mais il y était remarquable et s'était acquis par son talent la faveur des plus hauts personnages, l'amitié de Cicéron lui-même. Il charmait les yeux; toi, autre manœuvre, tu nous écorches les oreilles. Il s'efforçait de plaire à tout le monde, et toi tu ne plais à personne. Qui maintenant s'indignera de voir un Apicius, maître en l'art culinaire,

(1) Dans l'intervalle du premier et du deuxième livre des *Invectives,* le médecin attaqué avait répondu par un libelle.

écrire les préceptes de son art? Pourquoi n'écri-
rait-on point dans les cuisines, s'il est permis
d'écrire du fond des latrines? Latrines et cuisines sont proches parentes, leurs noms l'indiquent. Pourquoi ne ferait-on pas un livre au
milieu des festins! on en fait au milieu des
urines!...

Ch. II. — *Reproche adressé à l'adversaire de ce que,
médecin, il s'appelle philosophe et guérisseur des
âmes.*

« ... Je suis, dis-tu, un médecin; et par conséquent un philosophe. » Tu l'entends, Apollon,
inventeur de la médecine, et toi, Esculape, qui
l'as tant fait progresser? Tu l'entends, Pythagore,
toi qui, le premier de tous, as pris le nom de
philosophe? Pleurez, inventeurs des arts! Un
âne couronné de bandelettes pénètre sur votre
territoire, non seulement en se déclarant philosophe, mais en vantant sa philosophie! Notre
philosophie, dit-il; holà! qu'est-ce donc? nous
en entendrons de pires encore, si Dieu nous
prête vie. Nous approchons, je le crains, de la
fin du monde. « Il y aura des signes dans le Soleil, dans la Lune et dans les Étoiles; » il
manque à l'Évangile cet autre signe : « Quand
un âne se mettra à philosopher, le Ciel crou-
lera. »

Ch. XVI. — *Comment un incapable médecin ressuscite les gens d'entre les morts et pourquoi le vulgaire croit en lui.*

Je sais ce que tu penses me répondre; l'infortuné vulgaire, toujours dénué de jugement, en vain mis sur ses gardes par tant de catastrophes, revient à toi. Or, qui est-ce que je prends en témoignage de ton ignorance? personne autre que ce même vulgaire. Cela ne me fait pas changer d'avis; les deux faits sont vrais : le peuple connaît, pour en avoir fait l'expérience, ton impéritie, et néanmoins il te demande assistance. Réjouis-toi stupidement, insolent médecin. Tu n'es pas qu'un médecin, te voilà devenu semblable à ce Dieu dont il est écrit dans le Psaume : « Il les tuait, et ils couraient après lui. » Celui-là pouvait ressusciter les morts, et toi aussi tu le peux, à ce que tu prétends. Que signifie autre chose ce dont tu te targues dans tes vaines et ridicules vantardises, quand tu dis que souvent, grâce à vos soins, des hommes ont été comme ressuscités d'entre les morts? Qu'il s'en faut de peu que tu ne te fasses dieu! Prends patience; avant que je ne sois au bout de ce badinage, je te colloquerai dans l'assemblée des dieux et t'imposerai, si je puis, un nom digne de ta divinité. Pour l'instant, je reviens à mon sujet. Assassines-tu donc impunément parce que tu ressuscites aussi? Mais, laissant de côté tes sacrilèges et interminables prétentions, si tu me demandes pourquoi le vulgaire agit de la sorte, je te répondrai qu'il agit prudemment, comme en tout le reste. Il y a un mot du Sage : « Le nombre des sots est infini; » la raison rechercherait donc en vain le mobile qui fait agir de telles gens. Si tu veux en scruter plus profondément la cause, elle est dans ce que dit Pline, grand ami des médecins, et que tu méprises sans le connaître; je l'ai rapporté dans mon Épître au Pape Clément d'où est issue toute notre querelle : « Ce qui, dit-il, de tous les métiers n'a lieu que dans celui-là, c'est qu'il suffit à n'importe qui de se dire médecin pour qu'aussitôt on le croie sur parole, alors que nul autre mensonge n'offrirait si grave danger; » et il ajoute, comme faisant parler quelqu'un du vulgaire : « Nous n'y regardons pourtant pas, tant est grande la douceur d'espérer pour soi-même! » Voilà peut-être le motif qui te recommande à ceux que tu assassines, le motif qui les pousse à oublier ton incapacité si notoire, alors qu'ardemment et imprudemment ils attendent et espèrent de toi la santé. Quand la mort est là, telle est la ténacité de l'espérance humaine, tel est l'oubli complet auquel sont en proie les malheureux! C'est là-dessus que tu te fondes pour en envoyer prématurément dans le Tartare un si grand nombre. S'ils revenaient, ils

pourraient donner sur toi une opinion mûrement réfléchie ; mais tu es bien tranquille, l’endroit où ils sont est celui d’où nul ne revient...

Ch. XVII.— *L’adversaire ressemble plus à la huppe* (1)
qu’à un philosophe.

... Maintenant, je t’en prie, huppe, ne t’avise plus
de philosopher, bien plutôt pourrait philosopher un
âne. Certes, l’illustre Platonicien Apulée, que je
citais plus haut, après avoir absorbé un philtre,
se crut ou feignit d’être, comme dit saint Augus-
tin, changé en âne ; et il rappelle qu’ainsi méta-
morphosé il philosophait : nulle histoire ne fait
mention d’âne qui ait philosophé. Donc, huppe,
fais ce que tu as coutume de faire, va fouiller les
tombeaux, je ne veux pas dire : va fouiller autre
chose, et laisse la philosophie aux philosophes.
Tu te croyais un philosophe : tu te trompais. Le
philosophe, son nom l’indique, est un homme
qui aime la sagesse, toi, tu es l’esclave de l’or.
Tu dois logiquement sentir combien ce sont

(1) La huppe est un oiseau qui cherche sa vie dans les
ordures ; de là le proverbe : *sale comme une huppe*. Cet oiseau
doit son nom à l’habitude qu’il a de regarder ses excréments
dès qu’ils sont rendus. « Ὕποψ, dit saint Jérôme, *sic dicta quod
stercora considerat.* » Ce mot grec dérive de ὑπο, sur, et ὄψις,
vue ; c’est-à-dire porter ses regards sur.

deux choses contraires ; sans grand appareil, je conclus que tu es tout autre que tu ne pensais.

Ch. XVIII. — *Du teint des Médecins.*

A quelles rêveries n'oses-tu pas te laisser aller en philosophant, toi qui ne crains pas de nous traiter en aveugles, si tu nies le teint particulier aux médecins, ou en imbéciles si tu essayes de le justifier? Tu commences par nier leur pâleur, comme si nous n'avions pas des yeux ou comme si tu n'avais pas de miroir. Puis, admettant cette pâleur, tu l'imputes au souci de l'intérêt de tous, et, non content de l'excuser, tu entreprends de la glorifier, la pâleur étant, dis-tu, un attribut philosophique. Dieu bon ! combien est doux aux sages le véritable titre de philosophe, pour que ce titre pris faussement soit si doux, qu'entre autres bonnes plaisanteries tu te dises avoir le teint d'un Philosophe ! Certes, le Maître des Amours attribue la pâleur aux amants ; d'où ce vers :

Que tout amant soit pâle, c'est la couleur propre à un
[amant;

et celui-ci, d'un autre :

La pâleur des amants, semée de violettes (1)...

(1) Horace, *Ode* x, *liv*. III.

Mais votre pâleur à vous est tout autre et tu sauras dans un instant d'où elle provient. Cette pâleur, ce n'est pas moi, ce n'est pas un écrivain isolé parmi les Anciens qui vous l'attribue, c'est la réalité même, c'est l'opinion publique, c'est le proverbe qui court les rues. Tu voudrais la nier ; ne le pouvant, tu la rejettes sur les Philosophes, comme si une infirmité partagée était plus légère. Or, les plus illustres philosophes, tant Grecs que Latins, avaient des physionomies fort belles, cela est su de tout le monde. Je n'en tire pas grand avantage... Quoi de commun peuvent, en effet, avoir l'habitude du corps et la couleur du visage avec la Philosophie ? Mais toi, tu n'as rien d'un Philosophe, sauf l'opinion erronée où tu es d en être un... Cesse donc de t'en prendre au souci de l'intérêt public et accuse ta propre cupidité de ce que tu es ; ne reproche pas ta pâleur à l'étude, mais à ta propre vie. Je vais te dire, moi qui ne suis pas un médecin, moi qui manque de logique, quelle en est la cause, et tu seras forcé malgré toi d'en convenir. Tu te rends en certains lieux noirâtres, ténébreux, fétides, livides ; tu fouilles des bassins où la matière ondoie ; tu inspectes l'urine des malades ; tu ne songes qu'à l'or : qu'y a-t-il donc de surprenant si, toujours au milieu de matières livides, noirâtres et jaunes, tu es toi-même livide, noirâtre et jaune (1) ?

(1) Nous trouvons d'autres explications relatives à ce sujet

ÉPITRES CONCERNANT LA VIEILLESSE

Livre V, Épitre III, *adressée à Boccace.*

... Tu m'as écrit je ne sais quand, car j'ai oublié la date tout en me souvenant du fait, que tu avais été gravement malade, mais que grâce à Dieu et au secours d'un médecin, tu étais

dans *Les Médecins à la censure* ou *Entretiens sur la médecine,* par le Dr G..., de Besançon ; voici ce passage intéressant : ... « Cependant, ajoute Cleante, je ne comprends pas comment la pluspart de ces languissants et presque moribonds peuvent avoir le front de se qualifier médecins et de nous faire les mer veilleux récits des malades qu'ils ont guéris. Ne remarquent-ils pas que leurs visages donnent le démenty à tous leurs discours ; n'entendent-ils pas que tout le monde reconnoist leur mommerie, lorsque par derision on leur dit à leur nez ce proverbe ancien : *Medecin, gueris-toy toy-mesme.* En vérité, Sosandre, j'ay quelquefois honte moy-mesme des railleries que l'on en fait. L'un dit que vous prenez ces sortes de visages pour effrayer les hommes et, les rendans malades, vous faire de la pratique. Un autre dit que, comme vous estes les peres de la mort, vous devez porter ses livrées. Quelques-uns publient que les reproches de vostre conscience, sur tant d'homicides que vous commettez, vous font ainsi paslir. D'autres que le parfum des excremens bilieux que vous regardez d'ordinaire, vous teint la face de leur couleur. D'autres enfin disent que vous vous imaginez qu'on vous croira fort semblables à Hyppocrate, lorsqu'on dira en termes de vostre art que vous portez « *un visage d'Hyppocrate, facies Hyppocraticam.* » Un proverbe ancien : « *Il porte un visage de médecin,* » s'appliquait, en effet, à tout homme dont la mine était pâle et défaite. Il est vrai que pour indiquer une santé florissante, un autre proverbe disait : « *Une santé de Galien.* » Telle a été de tout temps la logique contradictoire de la sagesse des nations.

guéri. Je te répondis alors, je m'en souviens, que je demandais avec étonnement par quelle voie cette erreur vulgaire avait pénétré dans un esprit aussi élevé que le tien ; que Dieu et ton bon tempérament avaient tout fait; que le médecin n'avait rien fait ni pu faire que ce qui est au pouvoir d'un dialecticien bavard, ayant du temps à perdre et nul remède à apporter. Maintenant tu m'écris que durant ta maladie tu n'as point fait appeler de médecin : je ne m'étonne plus alors si tu as si vite été guéri. Il n'y a pas de plus court chemin pour se remettre en bonne santé que de ne pas avoir recours au médecin ; cela sonnera mal aux oreilles des ignorants, mais c'est parfaitement clair, assuré et certain pour ceux qui ont de l'intelligence. Ils se donnent pour les auxiliaires de la Nature et souvent ils luttent contre elle, en faveur de la maladie; les moins mauvais suivent une voie moyenne, attendant l'issue. Ceux-là sont d'honnêtes gens, à qui on peut se fier, qui ne prétendent être que les spectateurs de la maladie, de la lutte engagée ; en suivent les hasards, tournent leurs drapeaux du côté du vainqueur et recueillent en partie la gloire du succès. Bon Dieu! Que de Métius Suffétius, et avec eux, pas un Tullius Hostilius! Rome, tant qu'elle a été dans sa plus grande splendeur, s'est longtemps passée de cette espèce d'hommes. Caton, qui mérita le surnom de Sage, avait la prévision de ce fléau et s'efforça de le faire éviter; mais sur ce pauvre globe où l'on prête peu d'attention à un conseil utile, ce qui est le sort commun des vérités, les médecins en grand nombre ont opéré leur invasion, et plût au Ciel encore que ce fussent des médecins, au lieu d'être, comme ils le sont sous les insignes de médecins, des ennemis de la médecine, forts seulement de leur ignorance propre et de leur renom de savants, mais par surcroît de la démence et de la crédulité des malades, lesquels ont un tel désir de recouvrer la santé que, quiconque la leur promet le plus audacieusement, leur semble aussitôt Apollon en personne ! Ce n'est, par Hercule, ni l'audace, ni l'effronterie, ce moyen de fraude si efficace, qui leur manque, ni l'imperturbabilité du visage que n'altère ni dans leur métier, ni dans la pratique de la vie, la découverte même de leurs mensonges. A cela s'ajoute chez eux ce luxe usurpé de vêtements dont ils sont indignes, de robes resplendissantes de pourpre et garnies de fourrures, de bagues étincelantes (1), d'éperons d'or. De quel homme,

---

(1) Une épigramme espagnole de l'époque fait allusion à l'habitude qu'avaient les médecins de porter des bijoux :

> *En el dedo de un Dottor*
> *Engastado in oro vi*
> *Un finissimo rubi,*
> *Perche es siempre este color*
> *El antidoto meior*
> *Contra.la melancholia.*

« Au doigt d'un Docteur, je vis un fin rubis enchâssé dans de 'or : c'est parce que la couleur rouge est le meilleur antidote contre la mélancolie. »

fût-il en excellente santé, un tel éclat n'ébloui-
rait-il pas les yeux? Quelle stupeur, quel miracle, de voir par les villes, surtout dans celles
d'Italie, un tel spectacle, et qu'il ne se rencontre
pas un Tarquin l'Ancien, pas un Prince qui,
offusqué d'une pareille témérité et soucieux des
intérêts de la noblesse, mette un terme à une
telle présomption de ces gens de métier par une
bonne ordonnance, édictant des peines sévères!
Si les médecins tirent tant d'orgueil de l'exercice
même d'un métier manuel, pourquoi les labou-
reurs, les tisserands et tous les autres gens de
métier n'ont-ils pas la même audace, si ce n'est
qu'aucun artisan n'a autant d'effronterie qu'un
médecin? S'ils se fondent sur la philosophie,
dont ils revendiquent le nom, avec combien de
raison, tu le sais toi-même, pour usurper ces
distinctions nobiliaires, s'ils les croient dues à
leur profession, disons tout haut de quelle honteuse manière ils en imposent, disons-le non
seulement à ceux qui savent que ces gens-là sont
des gens de métier, et non des philosophes, mais
à ceux aussi auxquels sont connus les vêtements
des vrais philosophes, et, sous un pauvre manteau, la richesse de leur intelligence, dédaigneux
de toutes choses, sauf de la science et de la vertu,
dédaigneux surtout de la légèreté et de la jactance, dans lesquelles ces gens de métier sont
passés maîtres. Et quelle autre cause attribue-
rons-nous à leur audace, que l'insondable et
notoire démence du vulgaire? Ne croirons-nous

pas que, forts de cette démence et de toutes parts
vainqueurs, étalant les dépouilles de cette tourbe
infortunée et les richesses qu'ils doivent à son
erreur, chargés de butin, fiers des meurtres qu'ils
ont commis, nos médecins ont revêtu l'habit de
triomphateurs? Que leur manque-t-il en effet,
je le demande, à l'exception des chevaux blancs
et des chars de pourpre? Mais non, les chevaux
ne leur manquent pas, ni à leurs chevaux les har-
nais dorés; les chars leur viendront au premier
jour. Tout le monde ne peut pas avoir tué cinq
mille hommes, chiffre exigé pour le triomphe
par les vieilles lois romaines; qu'il leur suffise
d'en avoir tué le plus possible. Ce qui manquera
au nombre de cadavres, la qualité y suppléera;
les anciens triomphateurs tuaient des ennemis;
eux, ce sont des concitoyens, des amis, qu'ils
tuent; les premiers étaient des vainqueurs, portant l'armure, eux sont des vainqueurs portant
la toge: on doit avec eux se contenter d'un
moindre nombre de victimes. Autre similitude
entre eux : parmi les guerriers, ceux qui ont
opéré les plus nombreux et les plus épouvantables
massacres d'hommes sont regardés comme les
plus illustres; de même, parmi les médecins,
ceux qui auraient tenté les plus dangereuses et
plus douteuses expériences devraient être les
chefs de tous les autres et montrés du doigt par
tout le monde. « Il a beaucoup vu, dit-on d'un
médecin, beaucoup expérimenté; » ce n'est pas
autre chose, pour un meurtrier, que d'avoir

acquis de l'assurance par une longue habitude. Il y aura néanmoins toujours entre les grands capitaines et les médecins une notable différence : les premiers ne triomphent que des ennemis, les seconds que de leurs concitoyens, ce qui était défendu par cette même ancienne loi romaine et par la coutume; mais les gens auxquels il est permis impunément de tuer leurs concitoyens, que dis-je ? non pas seulement impunément, mais en se faisant payer le prix du meurtre, comment ne leur serait-il pas permis d'enfreindre les lois et les coutumes, ou qui pourrait refuser à ces maîtres de la vie humaine d'être les arbitres en tout le reste? Donc, ils triomphent de leurs concitoyens et tu regarderais comme une bagatelle de t'aboucher avec eux, avec des gens qui, ayant une fois pris possession de toi au nom de leur art, espèrent tirer profit de ta maladie, et de ta mort même un surcroît de science? de gens qui, sur la foi de je ne sais quels auteurs natifs de Cos, de Pergame ou d'Arabie, fort doctes peut-être, mais tout à fait ignorants de nos complexions à nous autres, te présenteront à boire quelque potion mortelle et s'assoiront près de toi les bras croisés, attendant l'effet? Toi, pendant que le douteux poison s'insinuera dans tes veines et dans tes entrailles, attendras-tu aide et secours d'un homme qui ne sait rien de ta maladie et qui, si les siennes l'empoignaient, ne pourrait pas même se donner à lui-même une lueur d'espoir?

L'un prétend qu'il faut s'abstenir des fruits, l'autre des légumes, sans lesquels pour beaucoup de personnes, spécialement sous nos climats, toute nourriture est rebutante, même les mets les plus recherchés et délicats. Impossible de comprendre à quelle fin on s'adonne à l'agriculture, on recherche les greffes de toutes sortes de plantes qu'on fait venir même de l'autre hémisphère, si ces plantes doivent être nuisibles à ceux qui les propagent et qui les cultivent. Sans doute nous connaissons des racines et des herbes vénéneuses, mais je le demande, qui donc les cultive dans son jardin (à moins qu'il ne veuille peut-être en empoisonner quelqu'un), et n'arrache celles qui sont poussées d'elles-mêmes? Pourtant, notre étonnant édicteur de prescriptions, par la raison que fruits ou légumes ne lui conviennent pas ou lui sont indigestes, s'attache de tout son pouvoir à les rendre suspectes et à les représenter comme funestes à tous les mortels. Un autre, le même peut-être, je ne sais, homme exsangue et n'ayant que le souffle, mal dont sont attaqués la plupart de ses compatriotes, enseigne qu'il faut épargner le sang comme un trésor, avec la plus extrême parcimonie; or pour moi, par une nécessité de mon tempérament, si je ne me faisais saigner abondamment à chaque printemps et à chaque automne, je sens très bien que ce trésor grec (1)

(1) Pétrarque, dans cette épître, se moque principalement des médecins grecs.

commencerait d'abord par m'étouffer. Mais ces secrétaires de la Nature, ces gens qui n'ignorent rien, abominent chez les autres ce dont ils ne veulent pas pour eux-mêmes; ils veulent réduire tout à leur toise, ou à la toise grecque. Un autre, grand buveur de vins capiteux, de vins tels qu'en produisent l'Achaïe ou la Crète ou la lointaine Méroë, pour la même raison s'est mis à condamner l'eau, qu'il traite cruellement dans cette fameuse épigramme: « Je n'ai trouvé, dit-il, aucune utilité à l'eau, si ce n'est qu'on en boit dans les fièvres aiguës. » O le noble aphorisme! Moi, en dehors des fièvres aiguës que jusqu'à présent j'ignore et que je ne tiens pas à connaître, j'ai découvert à l'eau nombre d'emplois et d'usages excellents. Pour laisser de côté la plaisanterie et parler sérieusement, sans compter tant de milliers d'hommes on ne peut plus robustes et bien portants qui font de l'eau leur unique boisson, une boisson à la fois pour eux agréable et salubre, je puis apporter là-dessus mon témoignage, moi qui, même par ces nuits d'hiver, si je ne buvais souvent de l'eau froide, et en grande quantité, ne pourrais pas vivre, crois-m'en bien (1). Est-ce donc d'un si

(1) N'est-ce pas le cas de rappeler la réponse que fit Hippocrate à une personne qui se vantait d'avoir atteint un âge assez avancé sans le secours des médecins : « C'est, dit-il, parce que vous avez suivi un régime de vivre que les médecins vous auraient ordonné. » Que faisait donc Pétrarque en observant la plus grande sobriété, en ne buvant que de l'eau et en se pres-

mince usage, d'une utilité nulle, ce sans quoi la vie d'un homme ne subsisterait pas ? Mais tout ce qui échappe, sans réflexion parfois, à ces hommes divins touchant quelqu'une des productions de la nature, passe aux yeux du vulgaire non seulement pour un dogme irréfutable, mais pour un oracle du ciel. Tel est cet art illustre des Grecs, dont le plus sage de nos ancêtres craignait l'invasion en Italie, ils nous ont envahis tout de même et leur art a jeté de si profondes racines dans les préjugés populaires, que la main de Caton le Censeur serait impuissante à l'extirper. Cependant les médecins ne me causent aucun étonnement: celui qui fait ce qu'il a résolu de faire, même s'il s'écarte du bien, ne s'écarte pas de son but; je ne m'étonne pas davantage de ce que fait le peuple : quiconque agit comme il en a l'habitude ne donne prise ni à l'étonnement ni au blâme; mais je m'étonne que les États bien réglés et ceux qui les administrent, je suis stupéfait que les rois puissent voir de leurs yeux à des gens de métier de si luxueux habillements, et le supporter.

Pour en revenir à ce que je disais en commençant, si tu as éloigné de ton lit les médecins, tu as non seulement bien fait, mais tu as

___

crivant une saignée à chaque changement de saison, sinon de la médecine préventive ? Il sut tirer d'un art, qu'il vilipendait avec tant de malice dans ses écrits, des indications précieuses pour la direction de sa santé.

agi prudemment ; ils t'auraient peut-être tué.
Pour que tu saches combien ils ont eux-mêmes
foi en leurs doctrines, je ne veux te parler que
de ceux qui ont encore quelque franchise,
quelque pudeur, chose rare, je l'avoue. J'en
atteste Dieu et ma propre mémoire, j'ai autrefois entendu un médecin du plus grand renom
parmi eux s'exprimer en ces termes : « Je
n'ignore pas qu'on peut me traiter d'ingrat si je
médis d'un art par le moyen duquel j'ai acquis
quelques richesses et quelques amitiés, mais on
doit mettre la vérité au-dessus de toutes les
affections. Eh bien ! voici ce que je crois et ce
que j'affirme : si une centaine ou un millier
d'hommes de même âge, de même tempérament
et habitués à la même nourriture se trouvaient
en même temps attaqués de la même maladie,
que la moitié suivît les prescriptions de médecins tels que sont les nôtres d'à présent, et que
les autres, sans aucun secours de médecins, se
laissassent seulement guider par l'instinct naturel
et se traitassent comme ils l'entendraient, je sais à
n'en pas douter quels sont ceux qui en réchap-
peraient. » J'en ai entendu un autre, des plus
lettrés et des plus fameux, un jour que m'entre-
tenant familièrement avec lui je lui demandais
avec étonnement pourquoi il usait d'aliments
autres que ceux dont il prescrivait l'usage, me
répondre d'un front imperturbable et sans
hésiter : « Si le médecin conformait sa manière
de vivre à ses ordonnances, ou ses ordonnances à

sa manière de vivre, il courrait le risque de
perdre sa santé ou sa fortune. » Qui ne voit
qu'une telle maxime est un aveu manifeste,
non-seulement d'ignorance, mais de perfidie ? Si,
entre les mains de pareilles gens les hommes
en bonne santé sont en péril, les malades
peuvent-ils en attendre autre chose que l'issue
fatale de tous les périls ? Personne ne s'étonnera
qu'un homme capable de nuire à ceux qui sont
bien portants ne tue les malades, car un arbre
bien enraciné ne se renverse pas facilement,
mais s'il est déjà ébranlé, l'arracher est chose
facile. J'en ai encore entendu un autre, d'une
grande renommée et d'une érudition profonde,
non seulement en médecine, mais en maintes
autres sciences, et auquel m'unit la plus grande
intimité. Je lui demandais pourquoi il n'exerçait
pas sa profession, à l'imitation de tant d'autres
qui lui sont bien inférieurs ; fronçant tristement
le sourcil d'un air grave, propre à le faire aimer
et à convaincre de la vérité de ce qu'il disait :
« Je crains, me répondit-il, de commettre une
impiété sous les regards de Dieu, spectateur des
actions humaines, en circonvenant, par une
fraude qui peut coûter la vie, le crédule vulgaire. Si le vulgaire savait aussi bien que moi
combien de fois le médecin n'est que d'une
utilité médiocre ou nulle au malade, et combien
plus souvent encore il lui est nuisible, l'armée
des médecins serait bien moins considérable et
bien moins richement parée. Qu'ils fassent leur

métier, puisque telle est leur dureté de cœur et telle aussi la crédulilé des malades! Qu'ils abusent de la simplicité des pauvres gens, qu'ils promettent la vie, et la détruisent, puis se fassent payer; moi, je ne veux ni tromper ni tuer personne; je ne veux m'enrichir du mal de qui que ce soit. Voilà ce qui m'a engagé à me tourner vers d'autres professions que je pusse exercer plus innocemment. » Combien par cette réponse il a augmenté mon affection et la bonne opinion que j'avais toujours eue pour lui, je ne saurais le dire. Telles ont été leurs propres paroles, et ce témoignage familier, par cela même hors de tout soupçon, m'a raffermi dans mon ancienne opinion à laquelle je m'attache de plus en plus et dont je ne veux plus démordre; je me réjouis de t'y voir venir et j'approuve fort ce que tu as fait, quoique ta pauvreté, à ce que tu me rapportes, ait été cause que tu n'aies pas fait venir de loin un médecin, ta solitude en étant dépourvue. Bénies soient et cette solitude et cette pauvreté, qui souvent rendent service aux gens malgré eux, et qui t'en ont rendu un à toi-même. Peut-être aurais-tu fait venir un médecin, j'allais dire un bourreau, sinon dans l'espoir de recouvrer la santé, du moins pour faire montre de savoir-vivre, faiblesse par laquelle maintes gens, en vue de détourner le péril imaginaire que courrait leur renommée, font courir à leur existence un péril tout à fait réel; ils veulent éviter le reproche d'avarice et achètent la mort à beaux deniers comptants. Quelle confiance tu as dans les médecins, tu ne t'en caches pas, puisque tu dis qu'ils ne servent qu'à tarir les ressources des malades et augmenter leurs maladies, qu'ils savent mieux vous alléger la bourse que vous soulager le ventre. C'est l'opinion sur laquelle je me règle, moi aussi. J'ai autrefois eu pour amis plusieurs médecins et il m'en reste encore aujourd'hui quatre : un à Venise, un à Milan et deux à Padoue, tous hommes doctes et affables, remarquables causeurs, sachant discuter avec acharnement, pérorer avec véhémence ou avec douceur, et finalement vous tuer fort spécieusement, de manière à pouvoir s'excuser avec une suffisante apparence de raison ; ils ont sans cesse à la bouche Aristote, Cicéron, Sénèque, et ce dont tu t'émerveilleras, Virgile aussi. Je ne sais, en effet, par quel hasard ou par quel singulier et bizarre travers d'esprit, il arrive que ces médecins sachent tout le reste des choses beaucoup mieux que ce qui regarde leur profession.

Mais laissons cela de côté ; ces vérités n'ont déjà excité contre moi, jadis, que trop de haines et de colères. Les médecins dont je te parle, quand ma santé est ébranlée, je les reçois comme amis, non comme médecins (1), en

---

(1) Louis XIV dit un jour à Molière : « Vous avez un médecin, que vous fait-il ? — Sire, reprit Molière, nous causons ensemble, il m'ordonne des remèdes ; je ne les fais pas et je guéris. »

homme qui se plaît surtout avec des amis, qui estime que pour préserver ou rétablir sa bonne santé, il n'est rien de tel que de voir les visages et de jouir de la conversation de ses amis. S'ils m'ordonnent quoi que ce soit, d'accord avec ce que je pensais moi-même, je leur obéis et j'impute à eux seuls l'idée de cette médication; autrement, je me contente de les écouter et n'en fais pas moins à ma guise. J'ai prescrit à mes serviteurs, au cas où il me surviendrait quelque indisposition plus grave, de ne jamais me donner quoi que ce soit d'après leurs ordres (1), mais de laisser entièrement faire la nature, ou plutôt Dieu, qui m'a créé et qui a posé à mon existence des bornes impossibles à franchir. Ce mien avis, qui est le tien également, pour que tu t'y attaches encore plus, sache bien qu'il fut aussi celui des plus illustres Romains, non seulement en cet âge non encore souillé de corruption et qui repoussait toute espèce de mollesse, mais bien plus tard encore, alors que les médecins, les parfumeurs et les collèges de joueuses de flûte, les pharmacopoles, les voluptés et les délices eurent envahi Rome. Nous lisons de l'empereur Tibère, dans Suétone, qu'il soignait à sa façon et sans le secours, sans le moindre conseil des médecins, sa santé, qu'il sut conserver excellente presque tout le temps de son

---

(1) Cette recommandation fut bien inutile, puisqu'il mourut subitement d'une attaque d'apoplexie.

règne. De Vespasien, dans le même auteur, nous lisons que pour conserver sa santé, qui fut aussi très bonne, il se contentait de se faire frictionner les membres et de se mettre à la diète un seul jour, tous les mois. Vopiscus, historien de Syracuse, nous apprend d'Aurélien que jamais il n'appela de médecins près de lui, étant malade, et qu'il se soignait lui-même par la diète. De Charlemagne, Alcuin, son précepteur, nous dit, dans son histoire, que quelques années avant sa mort, il eut à souffrir de fièvres persistantes, et il ajoute : « Même alors, il se soignait lui-même, plutôt que d'après les avis des médecins, qui lui étaient presque odieux. » Maintenant, au contraire, pas un de nos princes qui ose roter ou cracher sans la permission des médecins, et ils ne s'en portent pas mieux, ils n'en vivent pas plus longtemps! Les médecins gouvernent les tables des rois, au nom d'une autorité que leur a donnée la coutume; ils ordonnent, ils prohibent, ils menacent, ils épouvantent, ils blâment, ils s'indignent, ils posent en maîtres des lois qu'ils sont les premiers à enfreindre et dont l'observation, à ce que nous voyons, rend plus courtes les vies des rois et leurs maladies plus longues.

Je sais que nombre de gens sont persuadés, convaincus même, que je suis l'ennemi public des médecins, et cela à cause de la divulgation de certaine querelle que j'eus quelquefois avec quelques-uns d'entre eux, en France. Cette sup-

position, outre que j'ai notoirement pour amis
des médecins, est par elle-même si inepte, qu'elle
serait jugée peu croyable du plus grand des sots,
à moins qu'il ne fût en même temps un fou. Je
suis homme et par conséquent mortel; j'ai pour
enveloppe un habitacle périssable, et quand
même je ne le voudrais pas, je tiens à mon
corps. Pourquoi donc, étant dans ces dispositions, détesterais-je la médecine et les médecins?
Je les aime, au contraire, mais je déteste les
farceurs qui, enveloppés plutôt qu'armés d'une
mince dialectique, font un grand bruit de paroles, sans vous guérir, et n'assomment pas
seulement les gens bien portants, mais assas-
sinent les malades. Ceux-là je les hais, je l'avoue,
et leur multitude est innombrable; j'aime les
autres, mais ils sont extrêmement rares. Cependant, comment m'y prendre pour rentrer en
grâce auprès d'eux, s'il est possible, et ne pas
toujours médire des gens de cette profession?
Ils éblouissent ceux qui croient en eux par les
noms grecs dont ils affublent les remèdes et les
maladies : étant malade en grec, on voudrait
bien aussi guérir en grec, et ils ne se font pas
faute de vous le promettre. Qui les arrêterait,
puisqu'ils tirent profit de leurs promesses, et
que leurs mensonges restent impunis, ne les
font pas seulement rougir? Nous en avons mille
exemples; je me contenterai d'en rapporter un,
récent et actuel, que j'emprunte à notre temps
et à notre pays. Nous avons tous les éléments

de l'histoire sous nos yeux : le malade, le médecin, ses promesses, ses mensonges.

Il existe un médecin, d'un âge avancé, originaire de ces ombreuses et glaciales vallées que rétrécissent les rochers des Alpes et que coupe le Rhône à sa naissance ; cette région en a reçu le nom de Valais. Né dans ce pays barbare, ayant acquis, grâce à sa longue existence, à l'état inculte de sa patrie et à l'ignorance des habitants, une certaine renommée, non seulement chez ses concitoyens, mais par le bruyant et erroné témoignage de ceux-ci, jusque dans les pays étrangers, il commença à être connu, et comme la distance est éminemment favorable à la supercherie, à être pris pour un second Esculape. Pourquoi tant tirer en longueur ? Le renom de notre homme arriva jusqu'aux oreilles du duc de Milan, qui conçut l'espoir de se faire guérir par lui de la goutte dont il souffrait aux pieds depuis longtemps, non sans supplice intolérable pour lui et sans graves inconvénients pour ses sujets ; mais, il eut beau s'efforcer par de flatteuses prières et des offres magnifiques, d'attirer près de lui ce bonhomme que lui rendait cher sa profession, plus cher encore son origine étrangère, comme cela arrive toujours, et la menteuse renommée grossie par l'éloignement, celui-ci, soit qu'il eût conscience de son ineptie, soit que, tout plein de sa gloire, il se crût un grand personnage, digne d'être appelé au loin, puisqu'en effet on l'y appelait, s'était toujours montré inexorable ; il prétextait ou simulait chaque fois quelque empêchement, sans doute de peur de diminuer, s'il venait, le renom qu'il s'était acquis frauduleusement. Le désir et la bonne opinion de celui qui l'appelait ne firent que s'accroître jusqu'à ce qu'enfin, l'été dernier, le médecin vint à tomber entre les mains de je ne sais quel ennemi du duc, et fut mis à une énorme rançon. Se voyant la corde au cou, il écrivit au Duc qu'il était prêt à venir près de lui, s'il voulait payer cette rançon, et qu'il avait un remède tout nouveau pour la vieille maladie dont il souffrait, n'ayant sans doute pas lu ou ayant oublié ou méprisant profondément ce vers d'Ovide que savent jusqu'aux écoliers :

La médecine ne sait point guérir de la noueuse
[podagre.

Le Duc, à la magnanimité duquel rien ne coûte et que le désir de recouvrer la santé rendait impatient, accueillit volontiers la proposition, soit qu'il crût vraiment qu'il allait guérir, soit qu'ayant été payé de paroles par les médecins italiens il voulût expérimenter aussi les fariboles des étrangers. Il envoya de ses gens payer la rançon du médecin et l'amener près de lui. Pour que tu sois au fait de toute l'histoire, outre les dépenses du voyage, qui se fit luxueusement, et tout ce qui parut convenable pour fêter honorablement l'arrivée du nouvel Hippocrate, la

rançon toute seule monta à trois mille cinq
cents écus d'or, qui furent frappés dans la ville
même : prix énorme, non seulement pour un
médecin, mais pour un grand capitaine. Le jour
que le vieillard acheté si cher fit son entrée à
Milan, je soupais par hasard avec le Duc ; un
courrier tout haletant le précéda, annonçant que
le médecin, qui arrivait par eau, venait d'abor-
der. Le Duc, tout joyeux, ordonna de se porter
à sa rencontre et de le recevoir avec tout le luxe,
toute la courtoisie dont il était coutumier. Un
cortège, des chevaux, des valets furent envoyés
au-devant de lui, et pour lui-même, pesant et
âgé comme il était, un coursier que je puis louer
en connaissance de cause, l'ayant monté moi
aussi, plus blanc que la neige, plus léger que le
vent, plus doux qu'un agneau, plus solide qu'une
montagne ; sur ce coursier, notre Galien teuto-
nique fit son entrée dans la ville italienne, non
sans un immense concours de la foule frappée
d'admiration et s'attendant à le voir tout de
suite ressusciter les morts. Déjà, par le courrier
qui avait annoncé sa venue, au nom de son
pouvoir médical, il avait ordonné de préparer des
œufs frais, d'y mêler je ne sais plus quoi,
comme font toujours les médecins, d'en faire un
plat et de le porter au Duc. Là-dessus, la plupart
le prirent pour un homme divin ; moi je me
sentis indigné, et j'exécrai la témérité d'un barbare qui osait prescrire à tout hasard des remèdes
à un malade avant seulement de l'avoir vu et

sans le connaître. Comme je partis presque aussitôt pour Pavie, j'ignore ce qu'il ordonna et ce qu'il fit les jours suivants, mais ce que je sais bien, le Duc commença dès lors à se porter beaucoup plus mal que d'habitude. Peu de temps après, notre médecin ayant abandonné tout espoir de le guérir ou n'ayant plus l'impudence de promettre la guérison, dit qu'il n'était pas au pouvoir de son art de faire ce qu'il avait pensé et qu'il lui fallait je ne sais quel livre de magie, qu'il appelait des livres sacrés ; qu'en eux était placé le dernier espoir de salut et qu'il allait les faire chercher je ne sais en quels confins de l'univers : il ne le savait peut-être pas lui-même. Ainsi, cette immense renommée hippocratique, cette inquiète attente du Prince, cette précoce et intempestive ordonnance de remèdes, tout s'évanouit en fumée et en magie. Cet homme, qui était si fameux en France et en Allemagne, au point qu'il avait perdu son propre nom et qu'il n'était plus appelé que le Médecin du Valais, sembla disparaître du monde. Je lui ai consacré, à lui qui ne le demandait pas, qui ne le saura peut-être pas, je lui ai consacré ces quelques minutes inoccupées d'une nuit d'insomnie, pour que l'on sache bien ce qu'il est possible d'espérer de médecins inconnus et obscurs, quel fonds il y a à faire sur leurs assurances, lorsque voilà ce que vaut un si fameux docteur. Tous vous font les mêmes promesses, pour en revenir à ce que je disais ; oui, ils promettent, mais ils les tiendront, comme disait César-Auguste, aux calendes grecques, c'est-à-dire jamais. De même que les indispositions des malades et les promesses du médecin sont grecques, de même aussi les noms des herbes, des feuilles, des racines, *balaustia, rheubarbarum, calamentum,* tout est grec, et, ce qui est plus fâcheux encore, ils nous traitent parfois à la mode arabe, pour qu'un mensonge venu de plus loin inspire plus de confiance et qu'un remède étranger soit plus coûteux. Dès qu'une maladie est reconnue, ils nous en disent le nom en grec, ou lui en fabriquent un, s'il le faut. Celle-ci, disent-ils, c'est l'épilepsie; celle-là, l'apoplexie; cette autre, l'érysipèle. Qui ne serait charmé de noms si sonores et ne désirerait savoir en grec le nom de ce dont souffre un malade latin, quoiqu'il n'y ait au mal de remèdes ni latins ni grecs? Mais, voici que je me suis suffisamment moqué de nos médecins; j'en ai dit assez sur ce sujet, tant autrefois, *ex professo,* que je t'en dis aujourd'hui par occasion.

Livre XII, Épitre II, *adressée à Giovanni* (1) *de Padoue, célèbre médecin.*

... L'objet de la médecine, c'est la santé, je suppose, et non la grâce du langage; le devoir du médecin, c'est de guérir, et non de pérorer.

(1) Il s'agit probablement de Jean Dondi, avec lequel il était très lié.

Comment Hippocrate et quelques autres s'y sont pris pour guérir, nous l'ignorons, à moins que nous ne soyons forcés par hasard d'ajouter foi à Galien, son disciple, qui l'exalte par-dessus les nues, ou qu'il nous faille croire qu'Esculape a ressuscité Hippolyte d'entre les morts. Quelle que soit l'opinion que nous ayons des anciens, que l'éloignement des temps et des lieux permet de se figurer tels qu'on le voudra, pour ne parler que des médecins de notre temps et de notre pays, tout ce que je puis dire, c'est que j'en ai connu quelques-uns d'assez éloquents, mais que pour le reste de leur science, il est plus poli de n'en rien dire. Je ne sais, en effet, par quel hasard ou par quel choix coupable ils connaissent toutes choses mieux que celles de leur métier. Pour ce qui est de guérir les maladies mortelles, nul mieux que toi, j'en suis sûr, ne sait de quelle efficacité ils sont; nul ne les attaquerait là-dessus plus volontiers, car l'ignorance n'est aussi odieuse à personne qu'au véritable savant. Si je ne croyais pas cela de toi, je ne t'aimerais, je ne t'estimerais pas tant que je le fais. Tu gardes le silence néanmoins, non par magnanimité sans doute, mais par prudence, de peur de te rendre haïssable à tes collègues; cependant, ne devrais-tu pas affronter non seulement l'inimitié de ces gens-là, qui sont en petit nombre, mais celle du monde entier, et ne pas avoir peur de les prendre à parti, de les houspiller, de t'écrier : « Pourquoi trompez-vous tout le genre humain? Pourquoi, abusant de la crédulité et de l'ignorance des pauvres diables, leur vendez-vous des mensonges pour de la vérité? Pourquoi, seuls d'entre tous, recueillez-vous un bénéfice de l'homicide, crime qui, pour tous, est puni du supplice, et dont l'impunité ne doit être assurée à personne? » Comme ces paroles sonneraient bien et auraient de la gravité dans ta bouche! Mais tu veux échapper à la haine; la crainte ou l'ignorance rend muets les autres; je suis seul à crier, et on ne m'écoute pas; le vulgaire fait la sourde oreille, les savants font comme toi et fuient toute dispute... Le Médecin assassine, et nul ne l'accuse; il ne lui suffit pas d'assassiner, il accuse lui-même : l'un, c'est le froid; l'autre, c'est le jeûne qui l'a tué; celui-ci mangeait des fruits, cet autre buvait de l'eau : c'est de cela qu'ils sont morts. Nul ne trépasse sans que ce soit par sa très grande faute; nul ne guérit sans que tout le mérite en revienne à la médecine!...

* *
*

POGGIO BRACCIOLINI (1380-1459)

PARALLÈLE ENTRE LA MÉDECINE ET LA JURISPRUDENCE (1)

Benedetto répond à Niccolò

... Comme Niccolò achevait, Benedetto d'A-

(1) Les interlocuteurs sont vraisemblablement Nicolas de

rezzo prit la parole. « Par ses calomnies, s'écria-
t-il, Niccolò fait injure à la dignité et à l'excellence des lois ; il insulte à leurs ministres,
c'est-à-dire aux docteurs... Mais de mépriser, de
vilipender les légistes, cela n'appartient certes pas
aux médecins, étant donné qu'il y a largement
de quoi leur rendre la pareille. Ce n'est assurément pas la faute des Lois ou du Droit civil
s'il est des gens d'un esprit obtus et paresseux
ou si quelqu'un abuse du droit plus que de
raison : toute terre n'est pas fertile, et dans les
blés mêmes nous voyons pousser l'ivraie. Mais,
Niccolò, que penserons-nous de tes praticiens ?
Qu'y a-t-il de plus nuisible ? Grâce à la sottise
de la multitude, ils tuent plus de monde qu'ils
n'en guérissent, et aux risques et périls des malheureux ils font des expérimentations de leur
art. Est-ce que leur absurdité, leurs abus, ne
condamnent pas votre art et votre science ? Nos
erreurs, comme tu les appelles, sont légères, en
comparaison des vôtres ; nos imbéciles, dont tu
parles, ne se trompent qu'au détriment des
biens et des richesses de leurs clients ; les vôtres
mettent la vie en danger. Nous ne frappons qu'à
la bourse ; vous, vous causez la destruction du
corps et la perte des biens, en ôtant la vie au défunt
et prenant l'argent de ceux qui survivent. Nous
ne lésons qu'en choses de peu d'importance, et

Fulgino, célèbre médecin de Florence, et Benoît d'Arezzo,
grand jurisconsulte.

vous autres vous lésez en ce qui importe le plus. Les rois, les princes, les seigneurs périssent par votre incurie : nous ne mettons en péril que quelque legs, quelque héritage; vous, c'est la ruine complète des États, ceux qui s'adonnent à votre métier étant souvent beaucoup plus aptes à remuer des mottes de terre qu'à exercer la médecine. C'est chose ridicule que de voir des lourdauds, des rustres, sans littérature, sans savoir, sans intelligence, n'ayant pour eux que leur impudence, faire profession de l'art de guérir; la sottise humaine a confiance en eux et les amène au chevet des malades, non pour soulager, mais pour empirer la maladie; de sorte qu'il serait bien plus profitable à notre existence que de telles gens ne fussent jamais nés, puisqu'ils ne semblent être au monde que pour la perte de tous. Dans notre profession, nul n'est admis à en exercer le ministère, à défendre une cause, s'il n'a d'abord pris tous ses degrés dans la science des Lois; vous autres, vous laissez pénétrer dans vos rangs le premier venu, toute la clique, toute la tourbe des artisans et des mercenaires.

Les médecins chassés de Rome par décret public.

Ce n'est donc pas sans raison qu'autrefois les médecins ont été, par décret public, chassés de Rome, et il arrive naturellement, ce métier

étant ignoble, que de vils et méprisables indi-
vidus s'y adonnent pour gagner de l'argent.
Qu'a-t-il, en effet, de glorieux et d'admirable?
Vous inspectez les urines, les déjections, les
crachats des malades; vous les observez d'un
regard oblique, d'un front plissé de rides, comme
si cette grave maladie exigeait une cure excep-
tionnelle. Ensuite vous touchez le pouls, où
vous connaissez les forces de la nature. Puis,
vous réunissant en conciliabule, après bien des
disputes, vous en venez à la pharmaceutique,
comme vous dites, et le plus souvent vous êtes
en un tel désaccord, si éloignés de pouvoir
sauver le malade, que votre science, que vous
prétendez stable, certaine, toujours identique à
elle-même, apparaît au contraire on ne peut
plus mobile, variable et inconsistante. Si votre
potion, par hasard plutôt que par vertu, fait
quelque bien, vous portez aux nues cette cure;
si elle est funeste, toute la faute en retombe sur
le malade.

*Facétie d'Angelo, évêque d'Arezzo,
envers les médecins.*

Je vais rapporter ici une aventure arrivée à
notre Angelo, feu l'évêque d'Arezzo, qui appartenait à la famille des Ricasoli. Il souffrait d'une
grave indisposition; les médecins appelés près
de lui lui enjoignaient de prendre leurs drogues,

qu'autrement il courait péril de mort. Lui qui en avait naturellement horreur, s'y refusait, mais enfin, touché des prières de ses amis, il promit d'obéir aux prescriptions des médecins. Suivant leur habitude, ils envoyèrent donc durant quelques jours leurs potions à l'évêque, qui les versa dans le pot de chambre et le fourra sous son lit. Les médecins reviennent, le lendemain matin, visiter le malade et voir l'effet de leurs médecines, comme ils les appellent ; ils s'aperçoivent qu'il est tout à fait délivré de la fièvre, attribuent le résultat à leurs remèdes, et lui reprochent de n'avoir pas voulu prendre plus tôt leurs potions, qui l'auraient immédiatement rétabli. L'évêque leur répond qu'elles sont, en effet, d'une puissance et d'une vertu admirables, puisqu'il lui a suffi de les mettre sous son lit pour recouvrer la santé. « Qu'auraient-elles fait, ajouta-t-il, si je les avais bues ! pour sûr, elles m'auraient rendu immortel ! » Il ordonna de prendre toute la fourniture des médecins et de la jeter dans le retrait.

Plaisantes histoires de médecins.

Il y a bien d'autres histoires de médecins tout aussi risibles, sans parler des fous qui ne laissent pas de faire merveille, comme celui qui, s'étant mis en tête d'exercer l'art de guérir, fit retrouver un âne perdu en donnant à avaler des pilules, et cet autre qui accusa son malade d'avoir mangé un âne (1); aussi ces anecdotes ont-elles été, non sans esprit, placées par notre ami dans ses confabulations (2). Je pourrais rapporter encore une foule d'autres ridicules prodiges de vos charlatans, mais je ne veux pas en dire jusqu'à satiété.

—

FACÉTIES (3)

LXXXVII. — *D'un empirique qui soignait les ânes.*

Il y avait naguère à Florence un homme, plein d'assurance et d'audace, qui n'exerçait aucun métier. Il lut, dans je ne sais quel livre de médecine, le nom et la composition de certaines pilules réputées souveraines contre diverses maladies, et conçut l'idée bizarre de se faire d'emblée médecin, grâce à ces pilules. Après en avoir fabriqué un grand nombre, il sortit de Florence et se mit à parcourir les vil-

(1) Allusions aux Nouvelles LXXVII et CIX des *Facéties* de Pogge, que nous reproduisons à la suite.

(2) Titre que Pogge lui-même avait donné à son recueil de *Facéties*.

(3) Traduction de M. A. Bonneau.

lages et les fermes en exerçant la médecine. Il administrait indifféremment ses pilules pour toutes les maladies; le hasard fit qu'elles rendirent la santé à quelques personnes. La renommée de cet ignorant se répandit parmi les ignorants de son espèce, si bien qu'un homme ayant perdu son baudet vint un jour lui demander s'il n'avait pas quelque remède pour faire retrouver les ânes. L'empirique dit que oui, et lui donna six pilules à avaler. Le paysan les prit et s'en alla. Le lendemain, pendant qu'il cherchait sa bête, les pilules firent leur effet; il se retira dans une oseraie où il trouva son âne qui paissait. Il éleva aux nues la science et les pilules du médecin, et de toutes parts, comme vers un nouvel Esculape, les paysans accoururent en foule vers ce docteur qui avait des remèdes même pour faire retrouver les ânes.

CIX. — *D'un rusé médecin.*

Un médecin ignorant, mais très fin, visitait des malades en compagnie d'un élève. Il leur tâtait le pouls (comme c'est l'usage) et, s'il s'apercevait que leur état avait empiré, il en rejetait sur eux la faute en leur reprochant d'avoir mangé une figue, une pomme ou quelque autre chose défendue. Comme les malades avouaient le plus souvent, le médecin paraissait avoir le don de seconde vue, puisqu'il devinait si bien les écarts de régime de ses clients. Son élève, que cette perspicacité plongeait dans l'étonnement, finit par lui demander s'il reconnaissait cela aux battements particuliers du pouls, au toucher, ou par quelque autre procédé plus savant. Le médecin, désireux de récompenser sa déférence, daigna lui dévoiler le secret. « Quand j'entre dans la chambre de mon malade, » dit-il, « je jette autour de moi un rapide coup d'œil, et si je vois sur le plancher des restes de fruits ou de n'importe quoi, par exemple des écorces de châtaignes ou des pelures de figues, des coquilles de noix, des trognons de pommes, quoi que ce soit enfin, je suppose que mon malade en a mangé, j'accuse sa gourmandise d'avoir aggravé la maladie, et j'écarte de moi toute responsabilité en cas d'accident. »

Peu de temps après, l'élève s'étant mis, lui aussi, à exercer la médecine, entreprit de faire à ses malades les mêmes reproches; il les accusait de s'être écartés de l'ordonnance, d'avoir mangé ceci ou cela, selon qu'il pouvait conjecturer par les restes qu'il apercevait. Une fois, il fut appelé auprès d'un pauvre paysan, à qui il promit de rendre bien vite la santé s'il observait exactement le régime. Après lui avoir prescrit une certaine quantité de nourriture, il s'en alla et promit de revenir le lendemain. Lorsqu'il revint, le mal s'était beaucoup aggravé : trop ignorant et trop sot pour en trouver la cause, il jeta les yeux de tous côtés et ne vit de déchet d'aucune sorte. Il était bien embarrassé ; enfin, en regardant sous le lit, il y vit le bât d'un âne. Il se mit aussitôt à crier : « Enfin, je vois pour-« quoi vous allez si mal ; vous avez fait un tel « excès, que je ne serais pas étonné de vous « trouver mort ; malade comme vous l'êtes, vous avez mangé un âne ! » Le bât de l'âne lui indiquait qu'on avait dû faire cuire l'animal, comme un os révèle un plat de viande. Ce ridicule personnage, pris en flagrant délit de sottise, fit rire tout le monde à ses dépens.

CCIII. — *Plaisanterie d'un médecin qui donnait les remèdes au hasard.*

L'usage est, à Rome, d'envoyer au médecin un peu de l'urine d'un malade, avec une ou deux pièces d'argent, pour obtenir une consultation. Certain médecin de ma connaissance écrivait, le soir, sur des bouts de papier (c'est ce qu'on appelle des *ordonnances*) divers remèdes propres à toutes sortes de maladies, et les mettait pêle-mêle dans un sac. Le matin, on lui apportait les urines afin d'obtenir une ordonnance : il plongeait la main dans le sac, en retirait une formule au hasard, et disait en italien au client : « *Prega Dio te la mandi buona,* » c'est-à-dire : « Prie Dieu qu'il t'en fasse tirer une bonne. »

Triste condition que celle de ces gens, dont le salut dépendait de la chance et non de la raison.

—

POGGIANA

Un grand disait un jour qu'il y avait trois sortes de gens dont on se passerait bien dans le monde. Les théologiens, parce qu'ils ont gâté la religion ; les jurisconsultes, parce qu'ils ne font que brouiller la société au lieu de la régler ; les médecins, parce que, sous ombre de nous guérir, ils nous tuent le plus souvent. Un théologien, un avocat et un médecin ayant entendu ce propos : « Qu'on nous ôte, dirent-ils, les grands, nous nous contenterons du reste du monde, et le reste du monde se passera bien d'eux. »

—

J'apprends de M. Darcier qu'Antonius Musa avait tué le jeune Marcellus par ses bains froids. On appelait ceux qui se baignaient dans l'eau froide *psychrolytes*. Sénèque était de ce nombre. Pline n'approuvait pas ce traitement. « Il ne faut pas douter, dit-il, que tous ces médecins ne trafiquent de notre vie pour acquérir de la réputation en inventant quelque chose de nouveau. »

*
* *

JOVIANO PONTANO (1) (1426-1523)

—

DIALOGUES

CHARON. — ... Mais dis-moi, Mercure, je t'en prie, les hommes à présent vivent-ils plus gaîment et plus librement?

MERCURE. — Les prêtres vivent plus gaîment; ils chantent à tue-tête aux funérailles; les médecins vivent plus librement, puisqu'il leur est permis de tuer en toute impunité.

CHARON. — Est-ce que le parricide n'est pas puni de la peine capitale?

MERCURE. — Sans doute; mais pour les médecins, non seulement la loi les absout, elle fixe de plus leurs émoluments.

CHARON. — Quelle iniquité !

MERCURE. — Mais non; la loi a raison de les absoudre; ce n'est pas le médecin qui tue, c'est celui qui invoque le secours et l'assistance du médecin, et qui le paye fort cher.

CHARON. — Et les lois civiles permettent cela?

MERCURE. — Elles le permettent.

---

(1) En latin Jovianus Pontanus, homme d'État et diplomate, auteur de traités moraux, de poésies et de dialogues d'une élégante latinité.

* *
*

TRITHÈME (1462-1516)

—

Faire d'un ignorant un médecin, c'est accrocher une enseigne qui n'enseigne rien, c'est mettre un cercle de tonneau à la porte d'une maison où l'on ne vend point de vin.

*
* *

ÉRASME (1467-1536)

—

DIALOGUES

Dial. VIII. — *Sur la mauvaise santé* (1).

GEORGE. — Etes-vous en bonne santé?

LEVIN. — Je souhaiterais pouvoir répondre affirmativement. Je ne me porte pas comme je voudrais; il s'en faut de beaucoup... Ne pouvant me porter suivant mon désir, je me porte comme je puis... Je ne me suis jamais si mal porté... Je

(1) Traduction de Guedeville, 1720.

me porte comme font ceux qui ont le malheur de vivre sous la domination de la monarchie hippocratique, et qui ont affaire avec ces messieurs les *Tueurs* autorisés et mercenaires, nommés vulgairement médecins...

GEORGE. — De quoi êtes-vous attaqué ? Qu'est-ce qui vous fait mal ?

LEVIN. — Je n'en sais rien ; et c'est pourquoi mon mal est plus dangereux.

GEORGE. — Vous dites vrai : car le premier pas vers la santé, c'est de pénétrer la nature de la maladie, et suivant le proverbe, *un mal bien connu est à demi guéri.* N'avez-vous point consulté l'oracle ? N'avez-vous point appelé la médecine à votre secours ?

LEVIN. — Oh, pardonnez-moi ! J'ai tant vu de médecins que je ne pourrais pas les compter.

GEORGE. — Eh bien ! que disent-ils ?

LEVIN. — C'est à peu près la même manœuvre que celle des avocats de Demiphon dans la comédie de Térence : l'un dit c'est cela ; l'autre, non, ce n'est pas cela ; et le troisième est d'avis qu'il en soit délibéré plus mûrement. Ces docteurs ne sont d'accord que sur un point, c'est que je suis digne de compassion.

GEORGE. — ... Mais pourquoi ne faites-vous pas venir un médecin ?

LEVIN. — Je crains qu'au lieu d'ôter le mal, il ne l'augmente ; j'ai peur qu'il ne m'empoisonne plutôt que de me guérir.

GEORGE. — Il faut donc en choisir un entre

les mains de qui vous puissiez vous remettre en toute assurance.

LEVIN. — Si j'en dois mourir, j'aime mieux partir une bonne fois, et tout d'un coup, que d'être tourmenté par tant de drogues.

GEORGE. — Faites donc en sorte d'être votre médecin vous-même, si vous ne voulez pas vous fier à un homme qui se pique de posséder l'art de chasser les maladies, et de rendre la santé, je souhaite que le Tout-Puissant vous tienne lieu de médecin.

<hr>

ÉLOGE DE LA FOLIE

XXXIII. Parmi les sciences, celles qui se rapprochent le plus du sens commun, ce qui est la même chose que la folie, sont aussi les mieux récompensées. Les théologiens meurent de faim, les physiciens se morfondent; on se moque des astrologues; on méprise les dialecticiens. La médecine vaut mieux que tout cela. Et parmi les médecins, le plus ignare, le plus charlatan, le plus téméraire aura toujours la vogue parmi les gens du haut parage. La médecine, comme la plupart la font aujourd'hui, n'est, comme la rhétorique, que l'art de jeter de la poudre aux yeux. Après les médecins, et peut-être à côté d'eux, sont les légistes. Je n'en dis rien; mais tous les philosophes s'accordent à dire que leur science n'est qu'ânerie.

ADAGES

Le scholiaste d'Aristophane, dans le *Plutus,* dit que les bœufs de Béotie étaient scatophages (1) c'est-à-dire mangeurs d'excréments. Aristophane donne ce nom aux médecins, parce qu'en soignant les malades ils examinent de près des matières infectes, les urines et les évacuations. »

« Ἀκεσίας ἰάσατο », c'est-à-dire : *Acésias l'a soigné* (2). On dit cela à propos d'une affaire qui va de mal en pis, quelque soin qu'on y apporte. L'origine de ce proverbe vient d'Acésias, médecin ignorant et stupide, lequel, soignant un homme qui avait la goutte aux pieds, empirait son mal. D'où le mot d'Aristophane :

> Ἀκεσίας τὸν πρῶκτον ἰάσατο,
> Acésias t'a soigné l'anus.

c'est-à-dire, tu as beau faire, ta partie malade se pourrit de plus en plus. Ce proverbe a pour autorité Diogenianus.

—

VARIA

Érasme dit d'un pauvre malade qui avait eu dix médecins en consultation, et qui ne laissa

(1) Voir la note 4 de la page 12.

(2) Voir la note 1 de la page 56.

pas de mourir après cette cérémonie, que c'était plus qu'il n'en fallait pour faire mourir non seulement un homme malade, mais l'homme du monde le plus sain.

J. Bernier, *Essais de Médecine*.

... Érasme, qui avait observé les médecins pendant la maladie du meilleur de ses amis, de laquelle il mourut, reconnut, qu'au lieu de lui procurer quelque soulagement, par quelque bon remède, ils passèrent tout le temps, comme on fait encore aujourd'hui, à disputer sur la cause de son mal. *Toto tempore quo decubuit ægrotus, de genere morbi disputarunt.*

Lesieur de Marconnay, *Réflexions sur la médecine*.

HECTOR BOETHIUS (1) (1470-1550)

HISTOIRE D'ÉCOSSE

Liv. II

Le roi Reuthas (2) ayant su que nombre de gens, atteints de blessures ou de maladies, étaient

(1) Historien écossais, professeur au collège d'Aberdeen, grand ami et correspondant d'Érasme.

(2) Ce prince écossais était contemporain du roi d'Égypte Ptolémée-Philadelphe, qui lui envoya une ambassade.

morts par suite de l'ignorance des médecins, porta, de l'ayis des notables, un décret défendant à quiconque de prendre désormais le titre de médecin, à moins d'être dans l'art d'une habileté reconnue, attestée par une longue expérience, sous peine de mort pour ceux qui n'y obtempéreraient pas. Auparavant, en effet, chez nos compatriotes, il n'y avait personne qui exerçàt spécialement la médecine, le premier venu pouvant se dire médecin. Suivant l'antique coutume des Égyptiens, ils portaient leurs malades sur la place publique ou dans quelque rue fréquentée, pour que les passants donnassent leur avis et conseillassent ce qu'ils avaient fait eux-mêmes pour se guérir de la même maladie, ou ce qu'ils savaient avoir été fait par d'autres. Il n'était pas permis de passer devant un malade sans rien dire.

*
* *

THOMAS MORUS (1480-1535)

ÉPIGRAMME SUR LE MÉDECIN NICOLAS

Nunc video haud rerum tantum, sed et ipsa virorum
Nomina, non temere sed ratione dari.
Nicolaus nomen medici est; — Qui convenit? inquis,
Hic potius nomen debuit esse ducis;
— Dux populos armis vincit, sed et iste venenis
Et populum et fortes sternit uterque duces.
Sæpe ducem bello repetunt, his nemo rebellat:
Huic uno dic, vero est nomine Nicolaus.

Je le vois maintenant, c'est la raison, non le hasard, qui a imposé leurs noms aux hommes comme aux choses : Nicolas (1) est le nom d'un médecin. « C'est pas naturel, dis-tu : ce devrait être plutôt le nom d'un général.—Un général triomphe des nations par les armes ; mais le médecin, par ses drogues, abat. à la fois peuples et généraux, même les plus vaillants. Souvent le général se voit menacé à son tour, le médecin ne trouve jamais de rebelles. Oui, en vérité, le médecin seul mérite le nom de Nicolas ! »

*
* *

CLÉNARD (1495-1542)

—

Ce philologue flamand traite, dans un passage de ses ouvrages, les médecins de *sanicides*.

*
* *

PALINGENIUS MARCELLUS
(Manzolli) (XVIᵉ siècle) (2)

—

Zodiacus vitæ. — Leo, lib. V.

Consulte item, si opus est, medicum, vel clinicus ille,
Vel sit chirurgus; chirurgi certior est ars;
Nam quid agat certum est, et aperta luce videtur :
Clinicus ipse autem, qui nunc physicus quoque fertur,
Dum lotium infelix spectans, inde omina captat,
Dum tentat pulsum venæ, dum stercora versat,

(1) Le victorieux, de νίκη, victoire.

(2) Suivant plusieurs lexicographes, ce poète fut quelque temps médecin du duc de Ferrare, Hercule d'Este, troisième du nom.

Fallitur et fallit : sed non discriminis æqua
Conditio : ille miser moritur, causamque canendi
Linigeris calvis præbet, calvisque cucullis :
Hic alius, contra sceleris mercede recepta,
Causatur Superos, ac fatis imputat ipsis
Si quis obit, lætusque implet multo ære crumenam.
Heu mihi, pene omnes casu, non arte medentur :
Quippe aliquam quicunque artem bene novit, agendo
Aut nunquam, aut saltem raro peccabit : at isti,
De quibus est sermo, de centum vix erit unus
Quem sanare queant, quem non fortassè trucident.
Unde istud? nisi quod pars horum maxima nescit
Quid faciat, quid sit prorsùs medicina : sed ipsi
Dum tantum incombunt Sophiæ, et dialectica discunt
Vincla, quibus valeant indoctum nectere vulgus,
Vix elementa artis medicæ et primordia libant.
Sic labyrentheis ambagibus ad sua tecta
Instructi redeunt, atque enthymemata vibrant;
Hinc tumidi incedunt, hinc publica præmia poscunt :
Id satis esse putant (nec decipiuntur) ad hoc, ut
Carnifices hominum sub honesto nomine fiant.
O miseræ Leges! quæ talia crimina fertis :
O cæci reges, qui rem non cernitis istam!
Vos quibus imperium est, qui mundi fræna tenelis.
Ne tantum tolerate nefas, hanc tollite pestem,
Consulite humano generi, quod nocte dieque
Horum carnificum culpa mittuntur ad arcum.
Vel perfecte artem discant, vel non medeantur,
Nam si aliæ peccant artes, tolerabile certe est :
Hæc vero nisi sit perfecta est plena pericli,
Et sævit, tanquam occulta atque domestica pestis.
Non multum est igitur tutum his committere se se,
Quorum doctrina est, pretiosa in veste videri,
Gemmatoque auro digitos ornare cynœdos.

Consultez donc, s'il le faut, l'homme de l'art, médecin (1)
Ou chirurgien : la science du chirurgien est plus sûre,
Ce qu'il fait est certain et se voit au grand jour,

(1) Traduction de M. A. Bonneau.

Tandis que le médecin, qu'on appelle aussi physicien,
Tout en regardant, le malheureux, les urines, et en
[tirant des pronostics,
En tâtant le pouls, en retournant les déjections,
Se trompe et nous abuse, mais dans de bien inégales
Conditions de danger : le pauvre malade meurt et
[donne un prétexte
De psalmodier aux lévites chauves et aux chauves
[cagoules :
Lui, au contraire, palpant le salaire de son crime,
Accuse les Dieux, s'en prend aux Destins mêmes
Si l'homme est mort, et, joyeux, remplit sa bourse d'or.
Hélas ! pour moi, s'ils guérissent, c'est hasard, et non
[science.
Tout autre métier, chacun l'apprend en l'exerçant
Et ne se trompe que peu ou point, mais de ceux-là
Dont il s'agit, à peine un sur cent
N'assassinera pas celui qu'il croit guérir.
D'où vient cela, sinon de ce que la plupart ne savent
Ce qu'ils font et ce qu'est la médecine ? Pour eux,
S'ils étudient la philosophie, la dialectique,
Chaînes qui leur servent à lier l'ignorant vulgaire,
A peine savent-ils les premiers éléments de l'art médical.
Munis de tortueux arguments, ils reviennent
Dans leurs foyers et profèrent des enthymêmes.
Ils marchent la tête haute, demandent de publiques
[récompenses
Et pensent avoir assez fait (ils ne se trompent point),
[si bien
Que sous un nom honnête ils deviennent les bour-
[reaux des humains.
O faibles Lois, qui tolérez de pareils attentats !
O rois aveugles qui n'y voyez rien !
Vous qui tenez l'empire et gouvernez le monde,
Ne le supportez pas plus longtemps, délivrez-nous de
[ce fléau,
Ayez pitié du genre humain que, jour et nuit,
L'ignorance de ces bourreaux envoie au trépas.
Qu'ils apprennent à fond leur métier, ou ne soient plus
[médecins !

Si en d'autres professions on se trompe, c'est tolérable,
Mais celle-là, si l'on n'y est parfait, est pleine de péril,
Et ravage comme une occulte et domestique peste.
Rien donc de moins sûr que de se confier à ces gens
Dont la science consiste à se montrer en vêtements
[luxueux,
Et à charger leurs doigts impurs de bagues ornées de
[pierreries.

*
* *

JEAN SECOND (Everaerts) (1511-1536)

—

ÉPIGRAMME

Es simul medicus, simul et chirurgus,
Cur? Mittis stygium viros ad orcum
Et manu simul, simul et veneno.

Tu es médecin et chirurgien à la fois : pourquoi?
Pour égorger les hommes et les empoisonner.

*
* *

HADRIANUS JUNIUS (1) (1512-1575)

—

ADAGES

Nihil ad Medicorum arrogantiam.

Rien n'approche de l'arrogance des médecins.

(1) Adrien Du Jon, savant hollandais, auteur d'*Adages* divisés en quatre centuries, qui se trouvent en Appendice aux
Adages d'Érasme, dans l'édition d'Henri Estienne.

Euphron le Comique, dans les *Synéphèbes,*
dirige ce trait contre certain fastueux et arro-
gant personnage : « Tu es un grand sophiste,
mais ce n'est rien en comparaison du sourcil
hautain d'un médecin. »

Ce proverbe a pris naissance de l'intolérable
faute de quelques anciens médecins, au premier
rang desquels il faut placer Ménécrates, de
Syracuse, qui s'était attribué le surnom de
Jupiter pour faire entendre que, tout comme
Jupiter, il donnait la vie aux mortels. Glorieux
de ce surnom, il s'adjoignait, pour s'en faire un
cortège semblable à celui des Douze grands
Dieux, ceux qu'il avait guéris de l'épilepsie, leur
ayant au préalable fait jurer par serment qu'ils
le suivraient partout en qualité de serviteurs.
Il donnait à l'un les vêtements d'Hercule, à
l'autre celui de Mercure, la chlamyde, les talonnières, le caducée, à un autre celui d'Apollon,
à un autre le manteau d'Esculape; lui-même
resplendissait au milieu d'eux, en Jupiter, drapé
dans un manteau de pourpre, la couronne d'or
sur la tête, le sceptre en main, les crépides aux
pieds. Et son orgueil ne s'arrêta pas là; il alla
plus loin encore et écrivit à Philippe, roi de
Macédoine : « Ménécrates-Jupiter, à Philippe,
salut. Tu es le roi de la Macédoine, moi, je
suis le roi de la Médecine. Tu peux tuer si tu
veux ceux qui se portent bien; moi, je puis
sauver ceux qui sont malades, et conserver sains
jusqu'à la plus extrême vieillesse les hommes

bien portants qui se conforment à mes prescriptions. Voilà pourquoi les Macédoniens te font escorter en armes ; moi, j'ai pour escorte les gens qui veulent vivre, et, comme Jupiter, je leur dispense la vie. »

Philippe châtia en trois mots l'orgueil insensé de cette grosse bête. Il lui répondit : « A Ménécrates, Philippe : bonne santé mentale. » Puis il l'invita à un festin, avec tout son cortège de Dieux et fit élever au milieu du triclinium, avec tout l'appareil usité dans les cérémonies religieuses, une table surmontée d'un autel sur lequel étaient livrées aux flammes les prémices de tous les fruits. Ménécrates y prit place avec ses douze Dieux et, pendant qu'on servait des plats copieux aux autres convives, des enfants se contentaient de lui brûler sous le nez de l'encens, ainsi qu'à sa suite. Reçu de la sorte, voyant qu'on se moquait de lui et que s'il restait il allait mourir de faim, il se retira furieux, suivi de ses acolytes. Le fait a été consigné par Hégésandre dans ses *Monumenta litterarum* (1).

Thémison, de Chypre, très en faveur auprès du roi Antiochus, rivalisait d'orgueil avec Ménécrates, comme le rapporte Athénée. Pareille arrogance est reprochée par Galien à certain médecin thessalien qui, se vantant d'avoir fondé une nouvelle école, dans un ouvrage

____

(1) Voir les extraits d'Athénée, page 20, et ceux de Plutarque, page 28.

adressé à Néron, prétendait qu'Hippocrate et tous les autres anciens médecins n'avaient émis que des préceptes nuisibles, qu'il n'avait trouvé chez eux rien de bon, soit pour conserver la santé, soit pour combattre les maladies. Mais que quant à lui il surpassait tous les médecins autant que la médecine surpasse les autres arts. Dans ses livres, comme occupant à lui seul la scène du monde entier, il se décerne la couronne, non seulement à l'exclusion de tous les médecins, mais comme supérieur à tout ce que la Grèce a compté d'écrivains éminents. Cœlius Aurelianus, Pline et Juvénal ont parlé de Thémison.

****

JEAN OPORINUS (1) (1530)

—

VIE DE PARACELSE

… Pendant environ deux ans que j'ai demeuré avec Paracelse, il a toujours été si fort adonné à l'ivrognerie et à la crapule, qu'à peine pouvait-on le voir une heure ou deux dans tout un jour, sans qu'il fût plein de vin, principalement après son départ de Bâle pour l'Alsace, où cela n'empêcha pas qu'il ne fût admiré de tout le

(1) Fut le secrétaire de Paracelse.

monde comme un autre Esculape. Cependant, tout ivre qu'il était, il ne laissait pas de me dicter quelque chose de sa philosophie, étant de retour au logis. Pendant tout le temps que j'ai vécu avec lui, je n'ai jamais vu qu'il se déshabillât pour se coucher, mais étant bien ivre, et la nuit fort avancée, il se jetait sur un grabat, comme il se trouvait, ayant à son côté un sabre qu'il se vantait d'avoir eu d'un bourreau (1). Il arrivait souvent qu'il se levait au milieu de la nuit et qu'il tirait ce sabre, avec lequel il faisait le moulinet et en frappant à grands coups le plancher et les murailles, en sorte que je craignais à tout moment qu'il ne me coupât la tête.

*
* *

FRANÇOIS BACON (1561-1626)

—

RECUEIL D'APOPHTEGMES VIEUX ET NOUVEAUX (2)

XXXI. — Un ministre estant privé de sa charge, pour n'y estre aucunement propre, dit

(1) Il tenait, disait-il, enfermé dans le pommeau de cette épée, un démon familier, son Azoth, le plus précieux de ses remèdes.

(2) Traduction de Baudoin, 1637.

à quelques-uns, *que puis qu'on l'empeschoit de l'exercer, il en cousteroit la vie à plus de cent hommes*. Un sien ennemy l'accusa là-dessus, si bien qu'estant amené devant le juge, afin qu'il eust à s'expliquer, *Ie n'ay rien mis en avant, dit-il, que ie ne sois prest d'executer. Car si l'on m'empesche d'estre ministre, ie me feray medecin, et ainsi ie m'asseure que ie seray cause de la mort de plus de cent hommes* (1).

CCXXII. — Le docteur Jonson met trois choses matérielles en ce qui touche les maux du corps, à sçavoir : le medecin, la maladie et le malade. Il dit là-dessus, que s'il y en a deux

(1) Cette anecdote a été imitée dans un *Recueil d'apophtegmes anciens et modernes, mis en vers françois, dédié à Monseigneur le Duc de Bourgogne*, 1645 :

> Un Ministre protestant
> Par trop aimer et trop boire
> Scandalisa tant et tant
> Le severe Consistoire,
> Qu'on alloit procéder à le destituer.
> Mais si l'on lui fait cette injure
> Le *Predicant* menace et jure
> D'empoisonner et de tuer.
> C'est bien là pis que du scandale :
> Les graves *Surveillans* en ont le cœur gelé :
> Toute la Chambre Synodale
> Criant sur lui *tolle ! tolle !*
> De peur qu'il ne lui prenne envie
> De jouer des couteaux ou donner du poison,
> On songe à l'enfermer le reste de sa vie
> Sous bonne et seure garde en étroite prison.
> Voyant qu'à le coffrer la *Reforme* conspire
> Comme présomptif assassin,
> Le Pasteur s'écria, *Freres, j'ai voulu dire*
> *Que je me ferois Medecin.*

qui viennent à se joindre, alors la victoire leur demeure, pour ce qu'Hercule mesme ne peut rien contre deux. Si le medecin et le malade se mettent ensemble, la maladie s'en va et le malade guérit; comme au contraire, si le medecin et la maladie se rendent conformes, c'est-à-dire, s'il advient que le medecin n'ordonne pas comme il faut, en tel cas le malade est hors d'esperance de guérison; que si le malade et la maladie se liguent, alors, adieu le medecin, car il est mis hors de réputation.

—

DIGNITÉ ET ACCROISSEMENT DES SCIENCES (1)
Liv. IV, ch. II.

... Ainsi la médecine, comme nous nous en sommes assuré, est tellement constituée qu'on peut dire qu'on l'a plus traitée que cultivée et plus cultivée qu'augmentée, attendu que le résultat de tous les travaux dont elle a été l'objet a été plutôt de tourner dans un cercle que de faire des pas en avant; car j'y vois assez de répétitions, mais j'y vois peu de véritables additions.

... De même, dans cette autre recherche qui

(1) Traduction de Riaux.

a pour objet les maladies, il en est qu'ils décla-
rent incurables, les unes dès le commencement
de l'attaque, les autres après une certaine période
révolue ; en sorte que les proscriptions de Sylla
et des triumvirs n'étaient rien auprès de celles
des médecins qui, par leurs très iniques arrêts,
dévouent à la mort un si grand nombre d'hommes dont la plupart, en dépit des docteurs,
échappent plus aisément que ne le firent autrefois les proscrits de Rome.

... J'avoue que les médecins de notre temps
suivent assez bien les directions générales
des cures. Quant aux remèdes particuliers qui,
en vertu d'une certaine propriété spécifique,
conviennent à telle ou telle maladie, ou ils ne
les connaissent pas assez, ou ne s'y attachent
pas assez scrupuleusement ; car les médecins,
grâce à leurs décisions magistrales, nous ont
fait perdre tout le fruit des traditions et de
l'expérience bien constatée, ajoutant une chose,
en retranchant une autre, et changeant tout
par rapport aux remèdes, sans autre règle que
leur caprice, et faisant des espèces de *quiproquos*
d'apothicaire. Mais en commandant si orgueil-
leusément à la médecine, ils ont fait que la
médecine ne commande plus à la maladie...
Voilà pourquoi nous voyons des empiriques et
des vieilles femmes réussir mieux dans les cures
que les plus savants médecins, par cela même
qu'ils se sont attachés avec plus de scrupule et
de fidélité à la composition de remèdes bien

éprouvés. Je me rappelle un certain médecin, praticien célèbre en Angleterre, lequel, quant à la religion, tenait un peu du juif, et qui, par sa prodigieuse lecture, était une sorte d'Arabe; il avait coutume de dire: «Vos médecins d'Europe, il est vrai, sont de savants hommes, mais ils n'entendent rien aux cures particulières. » De plus, raillant sur ce sujet avec assez d'inconvenance, il ajoutait: « Vos médecins ressemblent à vos évêques; ils ont les clefs pour lier et délier, et rien de plus. »

... A voir les peines que se donnent les médecins en visitant les malades, en se tenant fort longtemps auprès d'eux, en leur prescrivant des remèdes, ne dirait-on pas qu'ils n'épargnent aucun soin pour assurer la cure, et que, dans le traitement, ils sont guidés par une méthode certaine? Mais si vous regardez d'un peu près tous ces remèdes qu'ils prescrivent, vous ne verrez dans toute leur marche qu'inconstance et irrésolution.

*
* *

GOLDAST DE HEIMINSFELD (1576-1636)

—

PARADOXE SUR L'HONNEUR
DES MÉDECINS

Vendre plutôt que soigner, voilà la médecine; ce n'est plus qu'un commerce.

* * *

LATOMUS JOANNUS (mort en 1578)

—

DISTIQUE SUR JEAN MANARDI (1)

In fovea qui te periturum dixit Aruspex
Non est mentitus : conjugis illa fuit.

Le Devin qui a prédit que tu périrais dans une fosse
ne t'a pas trompé : c'était celle de ta femme.

(1) Célèbre médecin de Ferrare, mort en 1537, à l'âge de
74 ans. « Ce Manardi, raconte Bayle, s'étant marié fort vieux avec
une jeune fille, fit des excès qui le tuèrent. Les poëtes ne
manquèrent pas de plaisanter là-dessus, et principalement ceux
qui sçurent qu'un astrologue lui avoit prédit qu'il periroit dans
un fossé. Ce fut le sujet du distique de Latomus. On a tant
brodé la pensée de ce distique, que l'on est venu jusques à dire
que Manard, pour éviter la prédiction, s'éloignoit de tous les
fossez. Il ne songeoit qu'au sens littéral et ne se défioit point
de l'allégorique ; mais il reconnut par expérience que ce n'est
pas toujours la lettre qui tue, et que l'allégorie est quelquefois
le coup mortel. »

* *
*

VAVASSEUR (1) (1605-1681)

—

ÉPIGRAMME (2)

Vavassor Burdeloto ardelioni (3).

Fama est ignaro quondam Jove, nomina multa,
  Et sumsisse sibi munera multa Deos.
Se trino imprimis jactabat stemmate Phœbus,
  Nam Medicus, vates, et citharœdus erat.
« Ah! nimium est, inquit Superum Pater : eligat unum
  De tribus, una uni sufficit ara Deo. »

(1) Voir l'Épigramme imitée de Nicarque, page 37.

(2) « Dans le temps, dit Ménage, qu'on travaillait, en Hol-
ande, à l'édition in-folio de toutes les œuvres du P. Vavasseur,
j'envoyai à l'imprimeur cette épigramme attribuée à ce Pèrc
contre l'abbé Bourdelot, avec la réponse que j'y avais faite autrefois sous le nom et à la prière de l'abbé. »

(3) Le docteur Pierre Bourdelot pinçait fort bien de la gui-
tare. « Christine de Suède, raconte un de ses biographes, étant
tombée malade, Saumaise, qui se trouvait auprès d'elle, le
recommanda à cette reine, qui le fit venir en Suède vers 1651.
Son premier soin fut de faire renoncer la reine à toute espèce
d'étude, et pour ridiculiser à ses yeux la manie de l'érudition,
il l'engagea à faire chanter et danser devant elle ses confrères
Meibomius et Naudé, qui avaient écrit, l'un sur la musique, et

Obtrectare nefas ; sed quid retineret Apollo
  Dudum animi pendens hæsit, et hæret ad huc.
Burdelote, eadem sors est tua, non labor idem
  Nempe, trium superest optio nulla tibi.
Negligeris Medicus, vates contemneris ; ergo
  Vel nullus posthac, vel citharœdus eris.

Vavasseur à Bourdelot, homme qui se mêle de tout.

On raconte qu'à l'insu de Jupiter, les Dieux avaient pris autrefois des noms et des privilèges en abondance. Phœbus, en particulier, portait à la fois trois couronnes : celles de Médecin, de devin et de joueur de cithare. « Ah ! c'est trop, dit le Père des Dieux ; qu'il choisisse une des trois : un Dieu doit se contenter d'un seul autel. » La médisance est impie ; mais Apollon hésita longtemps sur le choix à faire et il hésite encore. Bourdelot, ton sort est le même, mais tu n'as pas la même peine, il ne te reste plus le choix : médecin, on t'abandonne ; devin, on te méprise ; donc, désormais, tu ne seras rien ou tu ne seras qu'un joueur de cythare.

l'autre, sur la danse des anciens. Le moyen réussit ; la reine se livra au conseil de son *agréable ignorant*, comme elle le disait elle-même. » A la suite d'intrigues de cour, Bourdelot fut obligé de revenir en France où il obtint l'abbaye de Massay ; il prit alors le titre d'abbé, sous lequel il est généralement connu. « Ce fut lui, d'après Touchard-Lafosse, qui favorisa le libertinage de la princesse Christine en lui enseignant le secret d'en prévenir les suites. Elle lui donna plus de cent mille écus et lui obtint un bénéfice en France. Plus les services rendus aux grands sont honteux, plus ils se croient forcés d'en élever la récompense. »

Bourdelot à Vavasseur l'énergumène.

Non Medici, non me vatis jam nomine jacto.
   Sum fidicen : laus hæc sufficit una mihi.
Hanccine, quam coluit David, ego deprecer artem ?
   His furias cithara flectere doctus erat.
Æmulus hinc, mala te quoties vexabit Erinnys,
   Admotam propius sollicitabo chelyn.
Sanarunt ægrum Davidica plectra Saülem.
   Forte mea fies tu quoque sanus ope.

Je n'ai besoin ni du nom de Médecin, ni de celui de devin. Je suis joueur de cythare et ce mérite me suffit bien. Pourquoi repousserais-je cet art qu'a pratiqué David? Il savait apaiser les furies par sa musique. Je veux être son émule, et chaque fois que l'impitoyable Érinnys te tourmentera, je m'approcherai de toi pour te calmer de ma lyre. L'instrument de David a guéri Saül malade : peut-être mon talent te rendrat-il aussi la santé.

*
* *

R. OWEN (1771-1858)

Épigrammes

LE MOYEN DE VIVRE LONGTEMPS

Si tarde cupis esse senex, utaris oportet
   Vel modico medice, vel medico modice :
Sumpta, cibus tanquam, lædit medicina salutem :
   At sumptus prodest, ut medicina cibus.

Point de médecin,
Point de médecine,
Point de chagrin,
Sobre cuisine,
Si tu prétends
Vivre longtemps.

—

SUR LA MÉDECINE ET LA JURISPRUDENCE.

Vivere naturæ si convenienter amarent
  Mortales, medica nil opus esse ope;
Si saperent homines, rixis avidisque carerent
  Litibus, et queruli garrulitate fori.
Sic incompositus post scrinia Bartolus iret,
  Et mus illectum roderet Hippocratem.

Si chez nous la frugalité
Régnait avec la probité,
Désormais sans nulle pratique
Hippocrate et Cujas fermeraient leur boutique.

—

A UN MALADE QUI AVAIT PLUSIEURS MÉDECINS

Nunquam, crede mihi, o morba curabitur æger,
Si multis medicis creditur una febris.

Pourquoi précipiter ta fin ?
N'est ce pas, pour mourir, assez d'un médecin ?

SUR LES MÉDECINS ET LES PROCUREURS

Furtum non facies; Juristæ scribitur hæc lex;
Hæc, non occides : pertinet ad Medicum.

Dans ses commandements si remplis de sagesse,
Dieu dit : Ne soyez point assassins, ni voleurs;
Ne tuez point, aux Médecins s'adresse;
Ne volez point, s'adresse aux Procureurs.

A UN MÉDECIN

Tollere scis morbos : at quomodo? tollis et ægros,
Quodque facis (Judas ut), cito, Cinna, facis.
Qui tuus est patiens, ô terque quaterque beatum!
Ægrotare illum non patiere diu.

Tes malades, de toi doivent être contents.
Tu les guéris en diligence;
Et dès la première ordonnance,
Tu sais les empêcher de souffrir trop longtemps.

*
* *

STEPHANUS CASTRIENS

—

ÉPITAPHE (I)

D'un médecin qui, purgeant les malades

(1) Cette épigramme est une suite de calembours intradui-
sibles et médiocres.

13

avec une poudre composée de tartre, de scammonée et d'antimoine, mourut de son remède.

—

Nondum pulvis eram, pulvere pessimo
Demens conjicior pulverem in ultimum.
Quod si non fieret, pulvere pessimo
Plures conjicerem pulverem in ultimum.
Evenit misero sic mihi talio ;
Si nondum medicus pulvereus cavet,
Hospes tu medicum pulvereum cave.
Gaudent tartareo pulvere Tartara,
Hunc escam, moneo, Dæmonium voca,
Quam dat scammonium, quam stibium tibi.

« Je n'étais pas encore en poudre quand, par ma folie, une détestable poudre m'a jeté dans la poudre dernière. Sinon, par ma détestable poudre, dans la poudre dernière j'aurais jeté plus d'un homme malheureux ! J'ai subi la loi du talion. Mais si un médecin, maintenant en poudre, n'a pas pris garde, toi étranger, prends garde au médecin à la poudre. Au Tartare plaît la poudre de tartre ; et, je te le dis, tu peux traiter de présent infernal (*dæmonium*) la scammonée (*scammonium*) (1) et l'antimoine. »

(1) L'auteur joue sur ces deux mots qui ont la même terminaison.

*
* *

LEODEGAR

—

A UN MÉDECIN

Consilio atque armis multorum adjutus Achilles
In bellis fudit millia multa virum,
Tu sine consilio, nullis adjutus et armis,
Interimis : virtus major Achille tua est.

Avec le conseil et le secours de nombreux compagnons, Achille, dans les combats, mit en déroute bien des milliers d'hommes; mais toi, pour en tuer autant, tu n'as besoin du conseil, du secours de personne : ta valeur surpasse celle d'Achille.

*
* *

BAPTISTA MANTUANUS

—

ÉPIGRAMME

Sunt et equestre genus Medici qui tangere venas
Nonnunquam illicitas audent, et ponere quædam
Non intellectis temeraria nomina morbis.
His et si tenebras palpant, est facta potestas
Excruciandi ægros, hominesque impune necandi.

On voit se carrer sur un cheval des médecins qui, souvent, ne craignent pas de toucher à des veines qu'ils devraient laisser, et de donner, sans savoir, un nom à des maladies où ils ne voient goutte. Palperaient-ils la nuit seulement, c'est pour eux le droit de torturer les malades et de tuer impunément les vivants.

*
* *

PERISALTUS FAUSTINUS

—

ÉPIGRAMME

Fecerit et postquam quidquid jubet ipsa medendi
Norma, nisi valeat subitoque revixerit æger,
Murmurat insipiens vulgus, linguaque procaci
Eloquitur de te convitia talia jactans :
« Hei mihi quam stultum est Medicorum credere nugis! »

Quand le médecin a fait tout ce que lui ordonnaient les règles de son art, si le malade ne revient aussitôt à la vie et à la santé, voici que le vulgaire, dans sa sottise, se met à murmurer, à crier, à l'accabler d'injures : « Quelle folie de croire aux balivernes des médecins! »

*
* *

UZENTIUS MAXIMILIEN

—

ÉPIGRAMME

Chirurgus medico quo differt? scilicet illis :
  Enecat his succis, enecat ille manu.
Carnifici hoc ambo tantum differre videntur,
  Tardius hi faciunt quod facit ille cito.

En quoi diffère un médecin d'un chirurgien ? L'un
tue avec le poison, l'autre avec le fer. La seule différence avec le bourreau, c'est que celui-ci opère vite et
les autres lentement.

*
* *

ZAMORENSIUS

—

Les médecins sont si intéressés, qu'ils vou-
draient pour ainsi dire que tout fût brûlé, pourvu
qu'ils eussent la cendre.

*
* *

ANONYMES

—

ÉPIGRAMMES

Non clystere usus Phiscon tetigitve, sed ejus
Nomen ut in febre commemini perii !

Phiscon ne m'a pas donné de clystère, ne m'a pas touché ; mais j'ai la fièvre, je me rappelle son nom, je suis mort !

—

Qui fuerat Chiron ceperat esse Charon.

Qui fut Chiron (1) devient Charon (2).

—

Impediunt certe medicamina plura salutem ;
Non plures Medici, sed satis unus erit.
Nunquam, crede mihi, a morbo levabitur æger,
Si multis Medicis creditur una salus.

(1) Centaure médecin.
(2) Nocher des enfers.

Pour entraver la guérison, rien de tel que de prendre beaucoup de médecines; mais il est inutile de prendre beaucoup de médecins : un seul suffit. Jamais, crois-moi, personne ne se débarrassera d'une maladie tant que l'on confiera le salut d'un malade à plusieurs médecins.

—

Jul... occubuit tandem, res mira tot inter
Carnifices, furem vix potuisse mori.

Jul... a enfin succombé : n'est-ce pas un prodige qu'au milieu de tant de bourreaux, un voleur ait eu tant de peine à mourir ?

—

Qui plerumque ipso facitis medicamine morbum
Et diro ante diem ægrotos dimittitis orco.
Scilicet hoc vobis indulsit opinio rerum
Una potens, clades inferre impune per orbem
Mercedemque alieno obitu, laudemque parare!

C'est vous, médecins, qui, le plus souvent, créez la maladie avec vos remèdes, et livrez le malade à une mort prématurée. Ainsi l'opinion, cette singulière puissance, vous a donné le droit de porter impunément la désolation à travers le monde, et de tirer profit et gloire de la mort d'autrui !

IN EUNOMUM

Languentem Caïum, moriturum dixerat olim
  Eunomus; evasit fati ope non Medici.
Paullo post ipsum vidit aut vidisse putavit
  Pallentem, et multa mortis in effigie.
Quis tu? Caius? ait, vivis-ne? Hic abnuit. Atquid
  Nunc agis hic? Jussu Ditis, ait, venio.
Ut quia notitiam rerumque hominumque tenerem,
  Accirem Medicos. Eunomus obriguit.
Tum Caius : Metuas nihil, Eunome, dico ego et omnes
  Nullum, qui saperet, dicere te Medicum.

CONTRE EUNOMUS

Caïus était gravement malade; Eunomus déclara
qu'il allait mourir : le moribond en réchappa, grâce
au hasard et non au médecin. Peu de temps après,
Eunomus le rencontra, ou plutôt il crut le voir, tout
pâle, portant la mort sur son visage. « Est-ce toi, toi
Caïus? Es-tu vivant? dit-il. — Non, répond Caïus. —
Mais alors que viens-tu faire ici?—Je viens sur l'ordre
de Pluton. Connaissant les hommes et les choses, je
suis chargé de réunir les médecins. » Stupeur d'Eunomus. « Ne crains riens, dit Caïus : en vérité, je le
déclare, et personne ne me contredira : il faudrait être
ou pour te croire médecin. »

Carnifici Medicus par est, nam cædit uterque
Impunè et merces cædis utrique datur,

Judicium melius fuerit subiisse latronis
Gennadii Medicas quam petiisse manus.
Ille et enim cædes sancte execratur et odit :
Hic prætium capit et ducit ad Elysios.

Le médecin est l'égal du bourreau; tous deux tuent impunément, et tous deux reçoivent un salaire. Il vaudrait mieux avoir affaire au brigand Gennadius que d'implorer le secours d'un médecin. Celui-là au moins déteste ses crimes et les maudit (1) : le médecin en tire profit et gloire.

—

Automno ægrotos qui plures sustulit uno
Quam folia Automni frigore lapsa cadunt,
Languebat medicus Themison, et flamina vitæ
Præcipit : ardebat scindere Parca manu.
Corripuit dextra fusci regnator Averni,
Iratusque Deæ talia voce dedit :
Tunc illum stygias toties qui mittit ad undas
Millia tot hominem tollere stulta vales?

Celui qui, dans un seul automne, tuait plus de malades que le froid ne fait tomber de feuilles à l'approche de l'hiver, le médecin Thémison languissait à son tour, et déjà la Parque se hâtait, empressée à couper le fil de ses jours. Mais voici que le roi des enfers saisit la déesse par la main, et lui fit entendre ces paroles irritées : « Comment, voilà un homme qui tant de fois a envoyé tant de milliers d'hommes dans notre empire, et tu veux le supprimer? tu es une sotte. »

(1) Probablement ce malfaiteur avait fait amende honorable avant sa mort.

Si vis curari, sed morbo nescio quali,
Accipias herbam, sed qualem nescio vel quam,
Ponas nescio quo; curabere, nescio quando.

Si vous voulez être guéri, je ne sais de quelle maladie, prenez je ne sais quelle herbe, mettez-la je ne sais où, vous serez guéri je ne sais quand.

Imitation.

Si vous voulez guérir de je ne sais quel mal,
Prenez je ne sais quoi, frottez votre animal;
Que sais-je à quel endroit, aux pieds ou à la tête,
Vous verrez, savoir quand, mieux trotter votre bête.

—

Vers tirés de l'*Antidote de la Mélancolie* (1).

MEDICORUM SCOMMA

Stercus et urina, hæc Medicorum fercula bina (2).

(1) Traduits par Du Four, C. D. Médecin.
(2) Rabelais traite le même sujet dans un passage de *Pantagruel* :

> *Stercus et urina Medici sunt prandia prima :*
> *Ex aliis paleas, ex istis collige grana.*

L'excrément et l'urine sont les meilleurs repas du médecin : dans l'une la paille, dans l'autre le grain.
« Vous prenez mal, dist Rondibilis, le vers subséquent est tel :

> *Nobis sunt signa, vobis sunt prandia digna.*

Pour nous, ce sont des indices et ce sont repas dignes de vous. »
Dans les *Serées* de Guillaume Bouchet, nous trouvons un

BROCARD CONTRE LES MÉDECINS

Les gros excréments et l'urine,
Ce sont des mets très précieux
Pour les Docteurs en médecine,
Puisqu'il les flairent en tous lieux.

RESPONSIO MEDICORUM

Sunt nobis signa, at vobis sunt fercula digna.

RÉPONSE DES MÉDECINS

L'urine et les gros excréments
Sont pour nous seulement des signes
Mais pour vous ce sont mets insignes
Qui sont très dignes de vos dents.

distique du même genre qui fait allusion à Hippocrate, goûtant l'urine et la matière fécale d'un de ses malades :

> *Quum dicam culo merdam ægrotante cacatam,*
> *Non ementito merdicus ore vocor.*

Il y a un jeu de mots sur *merdicus* et *medicus* insaisissable en français. Voici, néanmoins, la traduction de cette malpropreté :

Puisque je parle de m..... ch... par un c.. malade, c'est avec raison qu'on m'appelle *merdecin*.

APHORISMES SUR LES HONORAIRES
DES MÉDECINS

Exige dum dolet : post curam medicus olet (1).

Fais-toi payer quand ton malade souffre encore : après la cure, le médecin pue.

(1) Cet aphorisme est imité de celui d'Hippocrate :

Accipe dum dolet, quia sanus solvere nolet.

« Reçois tes honoraires pendant que le malade souffre; guéri, il ne voudra plus payer. » Le sieur de Marconnay, dans ses *Nouvelles découvertes en médecine*, a composé sur cet aphorisme le quatrain suivant :

Quand de grandes douleurs tourmentent un malade,
Il promet tout son bien pour avoir la santé;
Prends d'abord son argent, pour plus de sûreté,
Crainte qu'étant guéri, il ne paye en gambades.

Enricus Cordus a donné à la même pensée un tour plus original :

Tres medicus facies habet : unam quando rogatur,
Angelicum : mox est cum juvat ipse Deus.
Post ubi curato poscit sua præmia morbo,
Horridus apparet terribilis que Satan.

A-t-on besoin de lui, le docteur est un ange,
Et même un dieu, si vient la guérison.
Vient-il à réclamer son salaire? Tout change,
Il n'est plus qu'un affreux démon.

Elle était bien inutile la loi de Valentinien qui, en obligeant Rome à entretenir un médecin pour les pauvres, défendait à celui-ci de demander plus que ce qu'on lui offrirait après la guérison, et d'exiger ce qu'on lui aurait promis pendant la maladie.

Exige dum dolor est, nam postquam cura (1)
Audebit sanus dicere : multa dedi.

Exige de l'argent pendant la maladie : avec la santé,
ton client trouvera assez d'aplomb pour te dire : « Je
vous ai déjà beaucoup donné. »

Dum dolet infirmus, medicus sit pignore firmus :
Ars quæ non venditur vilibenditur.

Tandis que le malade est encore faible, que le médecin se fasse donner des arrhes : on méprise toujours ce qu'on ne paie pas.

Empta solet care multos medicina juvare :
Si data sit gratis nil confert utilitatis.

Les remèdes que l'on fait payer cher guérissent
d'ordinaire le malade : si on les donnait gratis, ils
n'auraient aucun effet.

Tunc dicunt medici : da da,
Cum dicit languidus : ha, ha !

Quand le patient crie : aïe, aïe!
Les médecins disent : paie, paie.

(1) Ce distique et les deux suivants laissent beaucoup à
désirer sous le rapport de la prosodie; nous les reproduisons
tels que nous les avons trouvés dans nos recherches.

PROVERBES ET SENTENCES

Medice, cura te ipsum. — Médecin, guéris-toi toi-même.

Post mortem medicus. — Après la mort, le médecin.

Arrha mortis medici pretium. — Honoraires au médecin, arrhes à la mort.

Multi nomine medici, re perpauci. — On compte beaucoup de médecins de nom et peu de fait.

Invidia medicorum pessima. — C'est chez les médecins que le sentiment de l'envie est le plus développé.

Nihil præter medicorum arrogantiam. — Rien n'égale l'arrogance des médecins.

Ubi tres medici duo athei. — Il y a deux athées sur trois médecins (1).

Solis medicis licet impune occidere. — Les médecins ont seuls le droit de tuer impunément.

Medicina turpis disciplina. — La médecine est une science honteuse (2).

(1) A l'encontre de ce dicton, Baldit affirme, dans le *Speculum sacro-medicum*, que, jusqu'à son époque (1670) on disait universellement, en manière d'axiome, qu'entre l'athée et le médecin toute union est aussi impossible qu'entre l'eau et le feu.

(2) Sans doute parce que chez les Romains cet art était le plus souvent abandonné à des esclaves. « Pendant longtemps,

Il a un teint de médecin (1).
Tu mens comme un médecin.

écrit Mgr Scotti, on la bannit de Rome comme chose abjecte ;
et ce ne fut certainement qu'avec l'intention de la couvrir d'op-
probre que les rhéteurs proposèrent le célèbre problème, à
savoir : si une république, bien organisée et dotée de bonnes
lois, devait tolérer les médecins. »

(1) Voir l'explication de ce proverbe, page 159.

TABLE DES MATIÈRES

TABLE DES MATIÈRES

—

LIVRES SAINTS ET PÈRES DE L'ÉGLISE

II. Auteurs latins modernes.

Paris. — Charles Unsinger, imprimeur, 83, rue du Bac.